感測器
センサーのしくみ

谷腰欣司　原著

趙 中 興　編譯

U0068867

全華圖書股份有限公司　印行

原著者序

何謂感測器(sensor)？"感測器(sensor)"為一般化的用語，感測器的種類非常多，而且依照技術來分類的範圍甚廣。

如果再考慮應用技術的話，其內容則更加廣泛而益加複雜了。

儘管如此市面上仍然有各式各樣有關於感測器的書籍，但是真正感測器實用化的書籍卻是出乎意外的少。特別是在如何選擇"感測器(sensor)"的方法，並詳細解說感測器使用方法的書籍卻是非常少，於是經常會讓現場的技術負責人感到不滿。

關於本書除了介紹感測器的特徵以外，並詳盡解說如何使用感測器的方法，包括具體的放大電路設計。特別是避免太深入談論感測器的基本理論、物性等內容，大量增加照片、要點解說等內容，考慮到讓讀者更容易閱讀之故。本書內容列出感測器的型號、製造廠商，足以幫助解決實際應用該感測器裝置可能遇到的問題。

本書內容依先後順序說明如下，共分為七個章節。

首先為序章，何謂「感測器(sensor)」？以簡單淺顯易懂的方式來說明，並為下一章奠下理解的基礎。

第一章介紹光感測器；光感測器的偵測範圍從肉眼可見的可見光波以外，還包括肉眼看不到的紅外線光波、紫外線光波等光線。光感測器是感測器中需求最大之一項，種類也最豐富。因此本章的頁數也是最多的，需要花費最多的篇幅來說明。

第二章介紹磁感測器；磁感測器是僅次於光感測器之使用量次多的感測器。磁感測器主要是利用線圈(coil)產生的感應電磁場型和勞侖茲力(電磁力)測電子荷質比的電流感應磁效應型為中心，本章內容將詳細說明其特徵與使用方法。此外，還會介紹超導量子干涉元件(SQUID)、MI

(Magneto Impedance Effect)磁抗效應磁感測器等所謂高科技最靈敏磁場感測器，以淺顯易懂的方式作詳盡的解說。

第三章介紹溫度感測器；溫度感測器是在我們生活當中經常可見到的感測器之一，其種類也是非常多樣且豐富的。其中接觸式溫度感測器是以白金電阻式溫度計、熱敏電阻(thermist)溫度感測器為代表，未來溫度感測器將朝向 IC 積體電路化作為解決方案。

第四章介紹濕度感測器；濕度感測器在感測器的市場佔有率裡並不算太高，主要是應用在舒適居住空間環境中，從安全衛生方面的需求量有漸漸擴大的增加趨勢。其中將詳細介紹最具代表的阻抗變化型和電容變化型濕度感測器。

第五章介紹超音波感測器；超音波感測器可以應用在魚群探知、聲納、距離感測、超音波探測診斷等方面，應用可說是多彩多姿。本章主要介紹超音波感測器的種類與基本的使用方法。

第六章介紹壓力感測器；壓力感測器從以前就廣泛被使用於工業機器等用途，一般屬於薄型化的感測器之一。最近數年應用在電動吸塵器、簡易型氣壓計等，而且在我們身旁的製品增加了不少嶄新且活潑的應用。本章將介紹如何使用這些裝置，特別是比較輕、薄、短、小的半導體式壓力感測器之應用有增加的趨勢，因此需要詳加說明。另外，本章又額外補充加速度感測器的內容。

本書參考 1988 年初版「感測器之全集」之內容，加上最新的市場資訊，並考慮時代的需求，增加了不少的內容。特別是因技術上的進展而獲致應用上的突破，所以也增加了一些實用的內容。

最後，對撰寫本書所參考許多的文獻與技術資料提供獻上感謝，感謝電波新聞社齋藤清部長吉田昌弘與關心本書的讀者們。

谷腰欣司

譯者的話

本書為電波新聞社出版谷腰欣司所著的"新時代的原理機制——感測器"一書，關於感測器(sensor)的歷史背景、基本元件的構造、電路特性、基本電路及半導體矽質擴散製程等都使用大量的圖與照片來說明，以幫助讀者們更容易瞭解及筆者之解說。

本書的對象對於從理工科系等畢業或在學學生背景的人皆非常適合，本書內容針對感測器的原理、電路設計、半導體製程、應用設計開發等作非常詳細的說明。

市面上關於感測器相關的書籍也有不少，本書是不以侷限在電子物性及半導體等固態物理方面的解說，而是將感測器的基本元件結構及基本電路等的內容作詳盡說明。另外，尚包含感測器的基本設計電路的方法，感測器的來源、型號、規格等，甚至本書也可作為4年制大學感測器使用的參考書。

讀者若能熟讀本書第1章至第6章關於感測器的內容，會對於整個感測器設計有更深入一步的認識，若能熟悉感測器技術與電路設計內容做為在大學教授的教材，將可使更多學習過感測器技術的人才送入高科技工業社會。

本書的主要內容為序章"感測器的入門"，其敘述的內容包含感測器的種類及特點、優點及研發的流程等。本書第1章"光感測器元件與特性"所敘述的內容包含有關光感測器是甚麼?光感測器的種類、光二極體、光電晶體、硫化鎘光導電池、紅外線感測器、光耦合器、太陽電池、CCD影像感測器、色彩感測器旋轉編碼器與光感測器的機能與範圍。

本書的第2章為磁感測器的技術入門、磁感測器是甚麼?觸動開關、霍爾元件、霍爾IC、MR元件、渦電流式近接開關、差動變壓器、超導量子干涉元件(SQUID)、MI感測器、磁飽和元件、感應同步器、磁柵尺及其他。

第3章"溫度感測器基本電路與特性"的主要內容有溫度感測器的種類、金屬測溫電阻、熱敏電阻、IC溫度感測器等的基本電路設計。

第4章"濕度感測器基本特性"是敘述有關從濕度感測器的基本結構、濕度感測器是甚麼?濕度檢測方法與種類、濕度感測器的主要用途、電阻型與電容型濕度感測器、濕度感測器的應用電路等。

第5章"超音波感測器"的主要內容為關於超音波感測器的設計方法,還有介紹相關的超音波感測器電路設計的關聯性也有敘述,包括超音波感測器介紹、超音波感測器的應用分類、超音波感測器是甚麼?空氣中超音波感測器、超音波振盪電路、超音波受信電路等。

第6章"壓力感測器"的主要內容從壓力感測器最基本的原理開始,接著介紹壓力感測器的種類、壓力感測器的主要用途、壓力的種類與單位、半導體壓力感測器、內部電路與輸出特性、半導體壓力感測器的驅動電路、半導體壓力感測器的放大電路、半導體壓力感測器的應用電路與加速度感測器,對於從事半導體製程技術工作者來說是很重要的章節。

最後,本書承蒙全華圖書公司鄧智榮先生推薦此書,發現電波新聞社出版谷腰欣司所著的"新時代的原理機制——感測器"一書內容非常充實且具有實務所要的電路設計範例可供參考,敝人曾在工業技術研究院電子工業研究所微系統實驗室參與微機電計畫的研究,瞭解半導體感測器對於半導體工業甚至其他產業的重要性,經昔日同事的共同參與及指導，感謝全華圖書公司推薦與協助讓此書得以誕生，另請業界賢達給予指導與討論。

筆者

大華技術學院電機系　趙中興　博士

編輯部序

　　「系統編輯」是我們的編輯方針，我們所提供給您的，絕不只是一本書，而是關於這門學問的所有知識，它們由淺入深，循序漸進。

　　「感測器」在工業與自動化控制上，有著十分重要的地位，本書就是從感測器的種類、原理與應用做全方位的探討。主要內容為：序章介紹感測器的種類及特點；第一章則介紹光感測器元件與電路特性；第二章則介紹磁感測器的技術與原理；第三章則介紹溫度感測器基本電路與設計；第四章則介紹濕度感測器的檢測功能與應用；第五章則介紹超音波感測器的設計方法與種類；第六章則介紹壓力感測器最基本原理與主要用途。本書每章主題明確、內容豐富，適合想要了解感測器的讀者使用。

　　同時，為了使您能有系統且循序漸進研習相關方面的叢書，我們以流程圖方式，列出各有關圖書的閱讀順序，以減少您研習此門學問的摸索時間，並能對這門學問有完整的知識。若您在這方面有任何問題，歡迎來函連繫，我們將竭誠為您服務。

相關叢書介紹

書號：0568201
書名：半導體發光二極體及
　　　固體照明(第二版)
編著：史光國
20K/496 頁/550 元

書號：0117001
書名：雷射原理與應用(第二版)
編著：林三寶
20K/296 頁/300 元

書號：0502602
書名：電子實習與專題製作－
　　　感測器應用篇(第三版)
編著：盧明智.許陳鑑
18K/496 頁/480 元

書號：06053
書名：白光發光二極體製作技術
　　　－由晶粒金屬化至封裝
編著：劉如熹
20K/344 頁/450 元

書號：05678
書名：CCD/CMOS 影像感測器
　　　之基礎與應用
編譯：陳榕庭.彭美桂
20K/328 頁/350 元

書號：05964
書名：光電工學概論
編著：許招墉
20K/552 頁/500 元

書號：0155601
書名：汽車感測器原理(修訂版)
編著：李書橋.林志堅
20K/288 頁/250 元

◎上列書價若有變動，請
以最新定價為準。

流程圖

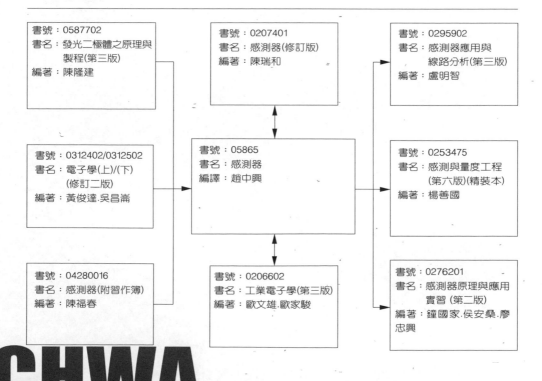

書號：0587702
書名：發光二極體之原理與
　　　製程(第三版)
編著：陳隆建

書號：0207401
書名：感測器(修訂版)
編著：陳瑞和

書號：0295902
書名：感測器應用與
　　　線路分析(第三版)
編著：盧明智

書號：0312402/0312502
書名：電子學(上)/(下)
　　　(修訂二版)
編著：黃俊達.吳昌崙

書號：05865
書名：感測器
編譯：趙中興

書號：0253475
書名：感測與量度工程
　　　(第六版)(精裝本)
編著：楊善國

書號：04280016
書名：感測器(附習作簿)
編著：陳福春

書號：0206602
書名：工業電子學(第三版)
編著：歐文雄.歐家駿

書號：0276201
書名：感測器原理與應用
　　　實習 (第二版)
編著：鐘國家.侯安桑.廖
　　　忠興

目　錄

[序　章]

感測器的入門

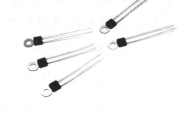

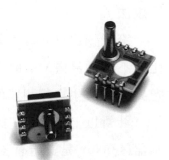

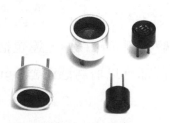

何謂感測器(sensor)？

感測器(Sensor)的種類非常多，而且依照技術來分類的範圍甚廣。小的如導線開關等級的零件，大到對圖案(pattern)辨識的系統等級，皆包含在感測器的範圍之內。

近幾年在業界裡被稱為"智慧型感測器(intelligent sensor)"的內藏 CPU 中央處理器之感測器已漸漸普及，且感測器內部的構造也相對地更加複雜化。

有鑑於此，要靠一句話就要形容"感測器"是非常困難的，在「JIS-B0134：產業報告用語」中對"感測器"作了以下的定義：具有感覺機能的檢測元件。另外，在「JIS-B155：工業加工量測用語」與「JIS-Z8103：量測用語」中也對感測器作以下的定義：即針對某一對象的狀態相關連之量測值作信號轉換之最初元件。另外，廣辭苑(岩波書店)也針對感測器作以下的定義：「依照溫度、壓力、流量、光、磁等物理量之變化量作檢測的元件或裝置」。以上是對感測器比較專業方式所下的定義，若以一般比較通俗化方式來對感測器下定義，則又有另外不同的說法。

筆者認為以上各家對於感測器的定義並不是非常適宜，主要原因為比較不淺顯易懂，一般人一時之間難以理解何謂感測器，若還想要再考慮到化學與生物感測器的時候更會產生各式各樣的問題出現。

針對以上的說法在此對"感測器"作一比較適合的定義：所謂「感測器(sensor)是對所有對象去檢測其能量的方法」。因此，若以作者對於感測器的定義來看，除了包括一般檢測元件以外，還包括檢測化學反應與生物變化，包含以上的所有範圍都可以稱為感測器(sensor)。

遙測(remote sensing)瞭解在遠處的狀況

　　一般在作地球資源與環境生態破壞的調查時，最常使用的是人造衛星與飛機上的遙測裝置(感測器)。舉例來說，調查大氣污染與臭氧層的破壞、礦產資源、森林與沙漠的狀況、溫度與濕度的測定等。對以上所敘述的非接觸地理位置作檢測時，一般稱為遙測。

　　不單單考慮像是地球這樣規模的地理位置作遙測，也可使用在不同距離程度的感測。在以上情況下所使用的檢測系統稱為遙測以外，包括以紅外線光為主、紫外線、可見光線與 X 線等不同波長的電磁波。

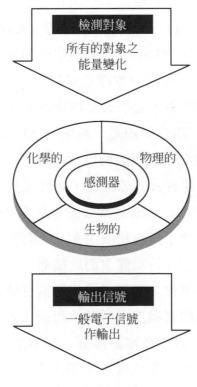

圖 0-1　感測器的模型圖

圖 0-1 所示，是為幫助瞭解感測器的模型圖。從圖中知道感測器可以將所有的對象之能量變化，包括物理的、化學的與生物的方法作檢測，而這些資訊的輸出信號是利用一般電子信號作輸出。

0.2 檢測媒介的分類

首先要說明的是，感測器是以檢出所有的對象之能量為目的的一種元件或方法。由於檢出的對象範圍非常廣，因此感測器也相形地複雜。

但是，感測器若要成為我們日常生活當中經常使用到的元件，感測器的種類自然就要限制，因此，不僅要舉出日常生活當中經常使用到的感測器的種類，並嘗試將這些感測器依照檢出的對象予以區隔並分類之。

如表 0.1 所示，即依照檢出的對象作分類。從表 0-1 中可以瞭解到依照檢出的對象包括(1)光；(2)磁；(3)超音波(振動)；(4)壓力；(5)溫(濕)度；(6)氣體(呼氣、臭氧)等作為檢出的對象感測器。

首先從感測器使用數量的多寡上來判斷，第 1 項的光學式感測器超越第 2 項的電磁式感測器，光學式感測器商品化的產品很豐富，這是由於光學的基本特性，如(包括距離、範圍)、自由度、解析度、抗雜訊能力與信號處理等所檢測範圍很廣的關係。

其次是第 3 項的超音波式感測器，超音波式感測器主要應用在檢測特殊物體的距離，超音波式感測器最主要是作為光學式(光式)感測器的輔助性元件。特別是為了防止物流用AGV(載運車)碰撞用感測器、儲槽內的液面檢測、透明膠片等物體方面的檢測，可說是將超音波感測器檢測之優點發揮得淋漓盡致，也可以說是可補足使用數量的排名第一光學式與第二電磁式缺點的感測器。另外，超音波式感測器也可應用在比較特殊的應用領域上，如超音波距離計、厚度計、板金等塗層厚度的量測。除此以外，物體的非破壞檢查、鑽孔器的 AE 能量檢測、記憶單元等損壞之事前檢查等，其應用範圍非常廣。

表 0-1　依據檢出對象所作的感測器分類

	檢出對象	感測元件與單元名稱
1	光 (紫外線、可見光線、紅外線) 光感測器	焦電紅外線感測器、非晶矽、光二極管(photo-diode)、雪崩光二極體(photo-avalanche diode)、位置感測二極體(PSD)、太陽電池(solar cell)、硫化鎘光電池(CdS cell)、電荷耦合影像感測二極體(CCD)、CMOS金氧半導體影像感測器、光電晶體(photo-transistor)、光積體電路(photo IC)、光電倍增管、攝像管(search corn)、光電管、UV釷射氣
2	電磁 磁感測器	霍爾元件、磁阻元件、磁針、電磁感應近接開關、磁飽和型元件、磁頭(檢出線圈型、半導體型)、近接開關、SQUID(超電導量子干涉元件、約瑟夫遜元件)、感應式感測器、磁刻度尺、光法拉第效應感測器、電流變壓器、差動變壓器、磁刻度
3	超音波 (振動) 振動感測器 超音波感測器	麥克風(電磁式、壓電式) 振動感測器(鐵氧化物(ferrite)、鈦氧鋇) 陶瓷振動感測器(石英) 衝擊感測器、壓電振動旋轉儀、半導體加速度感測器
4	壓力 壓力感測器 (動力感測器)	壓電元件、加壓導電板(膠)、富爾敦管、半導體壓力感測器、感應聚合體、風箱、隔膜(薄膜型壓力感測器、擴散型壓力感測器)扭力、應變計(load cell)
5	溫度 (紅外線) 溫度感測器 (紅外線感測器)	熱敏電阻、感溫阻抗(白金)、焦電型紅外線感測器、石英溫度感測器、光二極管(量子型紅外線感測器)、熱電偶、感溫鐵氧化物、溫度保險絲、液晶、水銀(酒精)溫度計、熱影像照相機、夜視裝置、積體電路化溫度感測器
6	氣體 (氣體、臭氧) 氣體感測器 (溫度感測器)	氧化錫、氧化亞鉛、金屬氧化物半導體、白金線、厚膜結構陶瓷、氧化錫熱線式燒結半導體感測器、鋯氧鈦酸鹽
7	離子感測器	主動式、被動式(金屬板電位差)
8	放射能感測器 (放射線、X線)	蓋格爾管(GM管)、閃頻器
9	生物感測器	氧、酒精、氨基酸、氨等

註：也有無法明確分類的情況

　　第四項為壓力感測器，壓力感測器是機電一體(機械與電子的融合技術)的高機能化元件，其應用領域也逐漸地擴大。壓力感測器特別是應用在機電整合的自動控制所必要的前端力的感測，大多是採用壓力計，而這些壓力感測器的信號處理已經進展到微電子化(以半導體製程為中心的微細化、高積體化技術)。

　　目前壓力感測器安裝在自動化機械手(robot)等多軸力感測器的應用上，機械手臂(robot hand)的動作控制包括X、Y、Z三軸，而軸旋轉力矩的檢出是以多次元應變計(strain gauge)與數個中央處理器(CPU)的計算座標的轉換、檢測信號的位置補償、信號元件的保護(過載保護)，與將這些作用點等之力的方向等作即時性回授的話，則整體機構將可以實現更柔軟細緻的動作。

　　另一方面，在比較簡單且生活化的應用上，半導體壓力感測器與高感度放大器已經進展與各種積體電路 IC 結合為單晶片(SOC)化與極簡化，這使得該半導體壓力感測器分類之應用產品的商品化變得更活絡。

　　接下來的第五項為溫度感測器，溫度感測器是以一般量測溫度之溫度計為首，加熱器等溫度控制(製程控制)與各種控制系統的溫度補償上。溫度感測器已經應用至各種控制系統、感測器種類的溫度補償等，作為輔助性的關鍵元件的情形很多。

　　接下來是第六至第九項的感測器，第六至第九項感測器比較特殊的地方主要是將感測器應用在比較重視安全衛生等生活環境面，與之前所提到感測器的種類來說是比較不同的。特別地是此一種類的感測器包含化學性與生物性的感測範圍。最近在這一種類感測器的需求量有增加的趨勢。例如，使用氧化亞鉛、氧化錫與白金線等的金屬氧化物，另外也有使用氧化亞鉛等的燒結半導體作成的感測器種類等也漸漸地普及化。

從人體的五感的熱覺開始談起

　　我們以眼睛觀察事物是因使用視覺來感測可見光線的緣故。另外，因為聽覺的關係可以用雙耳聽到外來聲音，因為嗅覺與味覺的關係而可以用鼻子與舌頭感覺氣味與味道。以上所介紹的人體五感，我們可依據感覺器官來感受周遭的環境。

　　從前被稱為人體"五感"的說法，此五感又包含那些的東西呢？第一的是視覺，其次為聽覺、觸覺、嗅覺、最後為味覺。當五感第一個視覺被斷絕時，人體將流失近大半所能獲得的情報，不僅無法清楚地掌握文字與畫面，連自由地行走都將會有困難。

表 0-2　人體五感與感測器之間的關係

人體器官	人體感覺	感測器種類	感測器元件的實例
目	視覺	光感測器	光導電元件、電荷耦合影像感測二極體(CCD)、金氧半導體(CMOS)影像感測器、光電二極管
耳	聽覺	聲音感測器	麥克風、壓電元件
皮膚	觸覺	振動感測器 溫度感測器 壓力感測器	調變計、半導體壓力感測器、熱敏電阻、白金、焦電感測器、隔膜(diaphragm)感壓聚合體
舌	味覺	味覺感測器	白金、氧化物、半導體氣體感測器、粒子感測器、氧化錫熱線式燒結半導體
鼻	嗅覺	嗅覺感測器	生物化學的元件、鋯酸鈦酸鹽

註：也有無法明確劃分的

　　若失去聽覺則人體將成為無聲的世界。若失去了觸覺，則生活將會更加地困難。表 0-2 所示為有關人體五感與感測器之間的關係，其中在觸覺方面擁有非常特別的特性，表中所提到的觸覺並不是單指接觸而已，觸覺可以感覺各式各樣的情報包括堅固、柔軟、重量的輕與重、刺痛與冷熱等感覺。另外，人體的觸覺感測器分布於全身各個部分，這是觸覺比較特殊的地方，視覺、聽覺、嗅覺與味覺則各別有固定的地方，唯獨觸覺分布於人類全身的各個部分。

若偏離以上主題來形容的話，則人體的五感就好像佛教的五根(語根)一樣，此五根即為表中所列的目、耳、鼻、舌、身。

最後，在佛教修行當中將觸覺考慮至身體中，由此可以瞭解到，五感中的觸覺是分布於身體的全身各個部分，觸覺也可以說是擁有特殊機能的一個感覺器官。

⓪.4 控制用感測器

一般坊間的書籍並沒有對所謂控制用感測器作明確的定義，本書在此將用於控制裝置方面的感測器種類稱之為控制用感測器，由於控制用感測器在用途上有所限制，以下將控制用感測器作說明。

圖 0-2 所示為控制用感測器的種類。此外，並將控制用感測器所要求的基本項目列於表 0-3 之中。其中所列舉的內容包括耐震性、耐衝韌性、耐環境性、封裝的容易性與長壽命性(維護與保養、易操作)等項目。若以現實來考量，控制用感測器若要滿足以上所列之各個項目是非常困難的，還要考慮成本面時限制會更多。

因此，事實上該優先考慮何者基本項目？其中的選擇就有所限制。因此，可以從以下幾點來考慮：1.儘量使用簡單的感測器；2.使用小型、輕量的感測器；3.使用容易安裝的感測器；4.選擇高信賴性的感測器等。當被要求必需要選擇適當的感測器時，就必須要記住一句話：「必須使用擁有最高性能的感測器。」，然而若使用不適當的高感度感測器，將會誘發檢出部分的誤動作，進而會降低整個控制系統的信賴性。

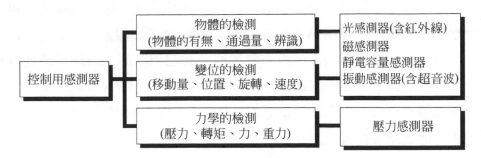

圖 0-2　控制用感測器的概要

表 0-3　感測器所要求的各個項目

項　目	檢　討　內　容
輸入的情況	輸入的水平、輸入的型態、檢出的範圍
輸出的情況	輸出的水平、輸出的型態、S/N 比
應答性	感度(分解效能)、應答速度
準確度與精度	校正與檢測、線性、磁滯特性、漂浮、雜訊補償、溫度‧濕度補償
信賴性 安全性 耐環境性 安裝便利性 壽命	溫度循環耐性、耐衝韌性、電磁相容性 (EMC)、耐藥性、互換性、防曝性、使用溫／濕度範圍、封裝與安裝、誤動作安全(fail safe)機能、無需維護性等特性

0.5　智慧型感測器

　　感測器的範圍是非常地廣，從簡易結構之觸動開關到非常複雜之電荷耦合影像感測二極體(CCD)照相機的系統層級都可以稱為“感測器”。但是，由於以下將介紹的感測器是智慧型感測器(Intelligent Sensor)，因此，該感測器必須具有智慧(Intelligent)與知性的基本要求。另外，智慧型感測器不同於一般感測器，它必須具備接近人類的判斷能力與人類的基本特性，才可稱為名符其實的〝智慧型〞感測器。

因此，感測器相關產業界一般皆稱〝智慧型〞感測器為〝便利與知能化〞感測器。舉一個比較具體的例子為整合感測元件(sensing element)、大型積體電路(LSI)與中央處理器(CPU)等成為一相容單晶片(one chip)型式的信號處理裝置，這是除了利用機能材料之基本物性而得到的情報處理機能外，還擁有結構本身的情報處理機能等。

由於單晶片(one chip)型式減輕了從感測器中擷取信號到情報處理機能的量、改善感測器的反應特性、減輕往主(host)電腦的負載、自動檢查的機能等，因此可說是一最佳功能的感測器。

智慧型感測器的另一種稱為〝Smart Sensor〞，這與智慧型感測器在意涵上大體是相同的。

> ### 專 欄
>
> ## 蛇是否在黑暗裡依然看得到東西？
>
> 人類與鳥類等動物在黑暗裡即看不到事物，這是由於眼睛只限於在可見光的光線下反應，特別是一般鳥類有所謂在黑暗裡看不到事物的夜盲症，因此一旦處於黑暗裡，視力就會完全變為零。
>
> 但是，大自然也有不可思議的地方，那就是在黑暗裡仍然看得到事物的動物還是很多。例如，某些鳥類與蛇等。在以上的情況下，擁有高度的集光能力的動物即使在夜色昏暗中仍可看見物體，也有的動物是利用紅外線來觀看物體，特別是某些的蛇棲類是利用紅外線來看物體的，即使身處於黑暗當中仍可以捕捉到獵物。

智慧型感測器最早是由美國航空太空總署(NASA)為了宇宙開發事業而發展出的產品。這是為了處理從太空船上許多的感測器，隨時往地面上美國航空太空總署基地傳送有關溫度、位置、速度、現況、壓力與電流等龐大到連大型電腦也無法處理的資料。為了解決以上龐大資料量的情況而將中央處理器(CPU)直接與感測器結合之分散化技術，由於有以上的需求為前提，進而產生感測元件(sensing device)的智慧化。在此一情況下所製作的大型電腦以即時方式處理大量的資料信號，且必需要快速地輸出控制信號才可以。還好目前中央處理器(CPU)的技術發展，不管是在速度上與裝置上的大小，在價格方面也已達到低成本的極限，因此才有智慧型感測器的出現。

　　若要推展智慧型感測器，則個別感測器的信號必須要個別作情報處理，因此減輕了主電腦(host computer)的負擔而達成智慧化(smart)的系統運作。

　　圖 0-3 所示為智慧型感測器的系統示意圖，圖中是將各感測器的情報在單一晶片上的中央處理器(CPU)作適當運算的分散式資料處理，最後才將必要的資料情報傳送至主電腦(host computer)。由於主電腦(host computer)會因智慧型感測器產生過剩的資料處理能力，造成此一部分的處理速度極快與資料量也比較容易確保，也就是順利地進行各項的控制邏輯算式。

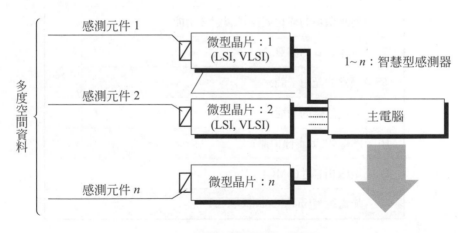

圖 0-3　智慧型感測器及系統圖

智慧型感測器應(Intelligent Sensor)具備以下的條件：1、具有判斷的功能；2、可作不同資料的補正；3、可作統計性的資料處理；4、可作擷取資料的分析；5、可作多數的感測器之間資料的交換；6、可適應環境的變化；7、可作演算的變換與擁有適當的記憶空間等。

表0-4所列為智慧型感測器(Intelligent Sensor) 的基本要求項目。以現階段的技術來看若想要滿足表中之所有項目是非常不容易的。因此，實際上智慧型感測器僅兼具部分項目即可。

表0-4　智慧型感測器所要求之機能項目

要　求　的　機　能	
1　輸入資料的補正與判斷功能	
2　自動校正與不同資料的補正	
3　統計性的資料處理	感覺統合
4　資料的分析	
5　多個感測器之間資料情報的交換與多次元的量測	
6　適應環境的變化與自我調適之功能	
7　可作各式的演算	
8　適當的記憶空間	
9　自我診斷的功能	
10　圖像辨識(影像偵測)	
11　電磁相容性(EMC)	
12　無需維護(maintenance-free)	

感覺統合

　　感覺統合(sensor fusion)也被稱為感測器融合技術。這是人類所給與之稱謂，所謂"感覺統合(sensor fusion)"是綜合視覺、聽覺、觸覺、嗅覺與味覺五種感覺的感測器技術。以下即舉五感之中的視覺來作具體地說明何謂"感覺統合(sensor fusion)"，一般而言若可以看得到物體的話，對於如物體之形狀、大小、顏色、光澤與距離感等特性都應該非常地瞭解。當使用數個影像感測器(例如：CCD照相機)時，將會擷取到大量的影像資料需作處理，而單一感測器無法將所要的物體之形狀、大小等資料檢測出來。

　　感覺統合之資料處理方面，比較簡單的方法有加法處理與乘法處理兩種，而多個感測器偵測資料的競相性與協調性處理是非常複雜的處理方法，至於連想性處理與推理性處理是高度人工智慧的處理方法。為了對應以上需求於是相繼開發了各式各樣神經中樞網路(neural network)應用的研究。

　　在神經中樞網路(neural network)部分，在人體腦部龐大的神經中樞網路(140 億個以上的神經細胞)之間，神經中樞網路的根幹之間彼此縱橫交錯且相互連接，模仿神經中樞網路機能製作的電腦稱為神經中樞網路電腦。

　　神經中樞網路電腦(neural computer)是將數個的電腦之間作並列的連接處理，且在各個單元(unit)之間接成網路(network)的型式，它可以應用作圖像(pattern)辨識、連想問題甚至推論問題等功能。此種功能製作成幾個積體電路(IC)，舉一個切身的實例，它可以應用在文字的辨識、印鑑比對系統、指紋辨識等機器與其他各種安全或保密系統等應用。

　　感覺統合(sensor fusion)是一項嶄新的技術，它必須要有普及與高感度的偵測系統，它需要置入正面的、自律的、可極限作業機械人(robot)

等作複雜判讀的需求。若想要讓此一技術普及化，必須要使用很多的感測系統方可實現如此高度複雜的機能。

圖 0-4 所示為感覺統合(sensor fusion)之基本原理的示意圖。圖中所示為 2 台影像感測器(例如 CCD 相機)模擬雙眼的視覺融合作用。

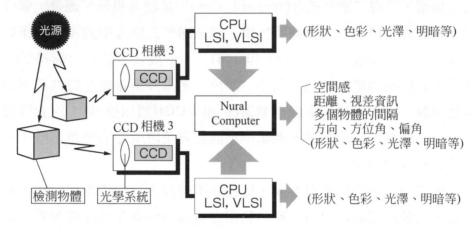

圖 0-4　感覺統合基本原理示意圖

從圖中可以瞭解到 1 台影像感測器(例如：單眼CCD相機)，視覺結果受限於形狀大小、色彩、光澤、明亮度(明暗)等方面的資料情報。若使用 2 台影像感測器(例如：雙眼CCD相機)，則可以得到兩眼的距離、方位角、視差、物體的偏角等新的資料情報。有幾個新的方法可以實現"感覺統合(sensor fusion)"，也就是必須要求高性能化的感測元件與並提高信號處理的技術。

現在的感測元件已經有明顯的進步，目前的問題是信號處理技術產生的延遲現象。特別是有關於演算方法(algorism)方面，以自律行走機械人(robot)等的移動物體為例，將確認外界與運動概念予以抽象化，必須要組合多重物理量作單一敘述的方法。這些動作在短時間內必定會大量地擴充必須作處理的資料量，要利用大型積體電路(LSI)與超大型積體電路(VLSI)作資料處理的人工智慧之前，先必須確立之前所說的神經中樞網路(neural network)的方法。

　　以上為 "感覺統合(sensor fusion)" 的概要說明，要達成智慧型感測器(smart sensor)的感覺統合機能，首先要有高感度的感測元件。感測元件的信號處理必須要有協調分散等方法與即時系統並列處理技術等的軟體技術(software)，與能夠支配以上的硬體(hardware)。

感測器技術的進步與發展

　　 "感測器(sensor)" 一詞在人們的口中已經是一般化而非專業名詞的時間很久，雖然只是一個名詞說法，但感測器的種類卻是非常多，而且所涵蓋的技術領域與範圍也非常廣，如果感測器再加上使用各種嶄新的機能材料與微電子大型積體電路(LSI)，則感測器涵蓋的範圍就更廣且更複雜了。

　　即使全部感測器皆使用到大型積體電路(LSI)與嶄新的機能材料，但是並不表示就可以進行高度的信號處理；以現階段的技術能力在特定的條件下有一半以上的感測器都是屬於只可檢出特定物理量的簡單型感測器，這些簡單型感測器之信號處理的速度遠超過人體五感(視覺、味覺、嗅覺、聽覺、觸覺)，而且大部分的感測元件的精度也比人體五感高很多，它們對於今天所有工業電子製品的小型輕量化、省能源化與高機能化來說有很大的貢獻。

　　此一種類的感測器的進步與發展迅速，特別是在開發性能更好的感測材料方面，具體來說兼具了線性、再現性、速度的控制範圍(timing range)、感度、壽命等的高機能材料。在開發感測元件所使用機能材料方面，相關連之微細加工技術快速的進展將是決定感測器技術的發展動向。

　　感測器的另外一種趨勢是智慧型感測器，這是同時擁有感測元件與大型積體電路(LSI-CPU)的智慧型感測器。智慧型感測器除了利用現有機能材料本身基本物性的資料處理機能以外，還包含結構本身所擁有的資料處理機能等。

　　智慧型感測器被要求必須能夠減少從感測器取出的信號量、並改善感測器的特性、減輕輸入至主動電腦(host computer)的資料負載、自動校正與自我診斷等機能。另外，除了以上機能以外而延伸為感覺統合(sensor fusion)，這也是有機性地結合中央處理器(CPU)與感測元件(sensing element)。使用大型積體電路(LSI)、超大型積體電路(VLSI)的人工智慧與神經中樞網路(neural network)等信號處理的技術將是決定今後感測器技術動向的很重要因素。

　　智慧型感測器目前正值萌芽的階段，在應用單晶片(SOC)、多晶片中央處理器(CPU)的高密度化、光神經元晶片、模糊(fuzzy)等技術的同時，感測器的內容立刻獲得非常大的提升，於是有更小型化、更高度判斷機能之智慧型感測器(intelligent sensor)的出現。

　　智慧型感測器(intelligent sensor)在結構方面，以影像感測元件的開發進步最快，而且也最高機能化的。即使不使用到中央處理器(CPU)作資料處理仍然產生很多高機能元件(device)，因此大家欲要加快推展感測元件之智慧化(smart)一事是值得深思的。

　　最近有開發出以單一個感測元件作複數的資料檢出。例如，在單一晶片上的積體電路(IC)，合併感測壓力、溫度與光變化的機能，即稱為多次元感測元件的技術。

　　以上所介紹的多次元感測元件在技術上有很大的變革，想要瞄準次世代技術的動向，則必須要特別注意以下六個要項：

(a) 「感覺統合」(sensor fusion)

　　這是直接從日本語的「感覺統合」翻譯過來的，它是有二個以上的感測器進行某一項的偵測。舉例來說，當人要確認一個物體時是同時以眼睛(視覺)與手(觸覺)兩者共同作確認的方式。這表示同時動員好幾個感覺器官(感測元件)可以增加情報的信賴性。具體的實例包括自動滅火系統、座車的安全氣囊與導彈防衛系統等應用皆是不能有任何誤動作的。

(b) 速度與精度超越人體五感的感測元件

速度與精度超越人體五感的感測器是擁有比人類更高能力的感測元件。舉例來說，超過人眼判讀的計數器(counter)、能偵測更遠方微小的聲音與氣體的臭味等，也就是擁有人類數倍以上的感度去檢知環境的感測元件。它也可以使用在工廠裡的生產線上與危險場所的氣體洩漏等應用。

(c) 多次元(多機能)感測器

可以由1個感測元件的點資料得到更大範圍的線資料，甚至可感測涵蓋更大範圍的面資料的一種感測元件。此一多次元(多機能)感測元件的具體應用實例，包括檢測環境污染用的紅外線照相機與檢測人體內危險放射物質的感測器等。

(d) 自我診斷機能感測器

這是一種以微小的方式內藏於感測元件中，而此感測元件可診斷出是否有誤動作產生，而絕對要有檢知功能的一種感測元件，它可使用在指紋辨識系統、印鑑辨識系統與人體認識之裝置等。

(e) 生物辨識(biometrics)(生物體資料辨識技術、生物體檢測)

生物辨識(biometrics)系統可以利用影像感測相機(CCD camera)等來自動辨識一個人的身份。通常測試的特徵包括臉部、指紋、手掌幾何(掌紋…等)，它主要是識別指紋與網膜的血管模樣，或是從人類瞳孔表面的凹凸以辨識人類圖像的辨識技術。

(f) 微生態或攝生學微感測元件
(eubiotics · transporter type micro-sensor)

微生態或攝生學(eubiotics)在拉丁語中的意思是「到處都有、無處不在」的意思。微生態或攝生學感測元件主要是結合超小型的微元件

(micro-device)、微晶片振盪器與微感測元件(信號的接收、傳送機能)等直接在現場、物體內部、人體內藉由微包囊(micro capsule)等作現場檢出與系統管理的一種感測整合的技術。

[第1章]

光感測器

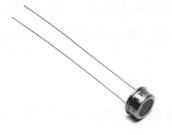

何謂「光感測器」?

光感測器(photo-sensor)的檢出對象是「光」粒子與「電磁波」。「光」粒子除了人眼可以看得到的可見光以外，也有人眼看不到如紫外線與紅外線等「電磁波」。另外，還包含X光線等高穿透度之放射線。

以上這些光感測元件(photo-sensing element)最早發展的有光二極體(photo diode)，接著是光電晶體(photo transistor)、光積體電路(photo IC)、硫化鎘電池(CdS cell)，除此以外還有光電管(photo cell)、紫外線鉳(UV thorium)、光電倍增管(photo multiplier tube)與攝像管(search cone)等光電真空管類。

因此，為了要瞭解光感測器(photo sensor)，當然也要進一步地去瞭解光感測元件(sensing element)，其中發光部分(光源)是最重要的因素。特別想要瞭解光的性質就必須先要去瞭解如何使用光感測元件的方法。

以下將要介紹光的基本特性與光感測器的基本概念，之後再從各個角度去探討光的基本特性，使讀者能夠理解與認識光感測器的基礎原理。

1.1.1 何謂「光」?

光是電磁波的一種，「光」線除了包含肉眼可看得到的可見光線以外，還有肉眼所看不到的短波長紫外線，除此以外還有長波長紅外線等。另外，還包含高穿透性放射線的 X 射線(圖 1-1)。

圖 1-1 中所列之不同種類的光源不僅波長不一樣長，基本特性也有很大的差異，所對應的使用方法也是不同的。但是，以上任意的光都是屬於電磁波的一種，因此還是可以找出幾個共通的性質。

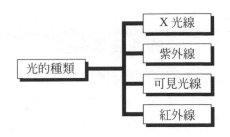

圖 1-1　光的種類

　　光是電磁波的一種，也包含粒子的基本特性。因此，如果將"光"作一個比較正確的定義爲「光是波長從 1nm 至 1mm 範圍之波動粒子。」。

　　假設光的振動頻率爲ν，則光能量 E 可以表示成以下的式子

$$E = h\nu \dotfill ①$$

這是將光視爲帶有能量的粒子，若光的速度爲 C，則光的波長能量λ可以表示成以下的式子

$$\lambda = C/\nu \dotfill ②$$

即表示光也具有波動的意思。由以上可以知道光同時具有粒子與波動的基本特性。在公式①中，h 爲普朗克常數(Planck's constant $= 6.626 \times 10^{-34}$Js)或量子常數，在公式②中的 C 爲光的速度(3×10^8 m/s)，λ爲光的波長。

◎ 光的波長是從 1nm 至 1mm 範圍的電磁波。

◎ 光兼具波動與粒子的雙重性質。

◎ 肉眼可看見的光稱爲可見光線(波長帶是從 380nm 至 780nm 的範圍)

光的速度是多少？

　　若要嚴格定義光在真空中的速率應為 2.997925×10^8 m/s，而一般使用的光速為 3.000×10^8 m/s。因此，只是簡單地以 3.000×10^8 m/s 表示光的行進速率，並非是最佳的詮釋。將光的行進速率用比較容易瞭解的說法是 1 秒鐘可行進 30 萬公里的速度。若還是不太瞭解時，則有另一種說法是光的行進速率是 1 秒鐘可繞七圈半的地球。

　　光即使在水中的行進速率仍保持有大約 3/4 在真空中的速度值，決定光顏色的振動頻率數 ν 在真空中也不會改變。因此，可以表示成以下的式子

$$C_o = \nu \lambda_0 \ \rightarrow \ C = \nu \lambda \ \rightarrow \ C \propto \lambda$$

其中：λ：波長　　　　　　C：光在介質中行進的速率

　　　　C_o＝真空中的光速　　ν：振動頻率數

1.1.2　光與光波長

　　圖 1-2 所示為光在電磁波中的相對位置。從圖中可瞭解到可見光的範圍是非常的狹窄，大約只有 400nm 的波長帶。相反地，紅外線的波長帶相對於可見光線卻是非常的廣，紅外線最大的波長可到 780nm，最小的波長只有 1mm，已經是到毫米波的程度。因此，單就光的波長帶特性而言就有很大的差異。

　　光的波長帶可區分為以下：紫外線領域的波長可區分為從 315nm 到 380nm 的波長帶稱為近紫外線(UV-A)，從 280nm 到 315nm 的波長帶稱為中紫外線(UV-B)，從 100nm 到 280nm 的波長帶稱為遠紫外線(UV-C)。

　　在紅外線領域的波長方面，從 780nm 到 1.5μm 的波長帶稱為近紅外線，從 1.5μm 到 5μm 的波長帶稱為中紅外線，從 5μm 到 100μm 的波長帶稱為遠紅外線。其中，近紅外線的性質與可見光線最接近，一般是使用在光通信、紅外線遙控等應用。針對以上，由於遠紅外線的熱能量是非常的大，因此必須要配合使用紅外線加熱器(heater)等熱源才可以。

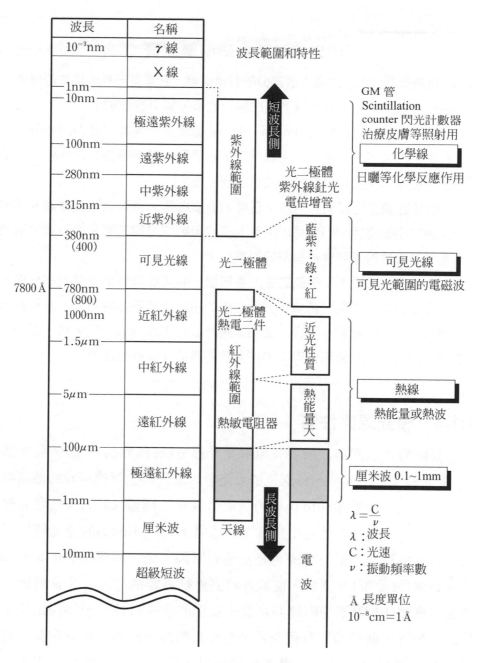

圖 1-2　電磁波與波長

┌───┐
│ ╭──────╮
│ │ 專 欄 │
│ ╰──────╯
│
│   ## 紫外線是否會破壞臭氧層？
│
│   臭氧層是分布在大氣上層部分的微量氣體。它算是一種防禦性的屏障，
│   它可以吸收太陽光中對地球上生命體有危害的紫外線照射。
│
│   紫外線帶的波長是從 10nm 到 380nm 範圍之一種高穿透力的電磁波，
│   這將產生各種的化學變化。生物體若長時間且大量的曝露在紫外線下，皮
│   膚會很容易起不正常反應甚至於危害到生命。
│
│   但是若適度地照射紫外線不僅可治療皮膚病，還可以將皮膚曬成健康
│   又美麗的小麥膚色。因此可以說若大量的照射或曝曬在紫外線下將會造成
│   危害，但適度的照射會具有藥般的療效。
│
│   最近的報導說大氣臭氧層被加速破壞，而可能導致地球環境的危機，
│   其主要是由於空調與冷藏庫等的所使用的冷媒或噴霧器等封入的氟里昂氣
│   體洩漏所造成的影響。另外，受到太陽所放射出來的強大紫外線，在光分
│   解後放出氯氣，此氯氣會與集中在上空的臭氧作反應並破壞。
└───┘

1.1.3　發光源與性質

　　要瞭解光感測器之前要先瞭解受光部分(感測元件)，因為發光部分(光源)是最主要的元件。特別是依發光源的波長帶去選擇適當的感測器。

　　一般光二極體(photo diode)是使用發光二極體(LED)作為發光源，發光二極體(LED)的發光波長與光二極體(photo diode)的受光特性很相似，且小型輕量、價格低廉也是重要的原因。光二極體(photo diode)的受光範圍(波長帶)很寬廣，從紫外線到近紅外線的感度都非常靈敏，而發光二極體(LED)則受限於非常狹小範圍的發光特性。若要決定檢出對象的光源時，就必須要有可涵蓋光源波長帶的感測器。儘管如此，對於感測器的選擇也不是只考慮波長帶而已，還要一併考慮其它因素。因此，若不選擇發光二極體(LED)還可以考慮其他的光源。例如，可以使

用白熱燈泡。雖然白熱燈泡的發光波長帶比較廣，除了可見光線以外，還會放出大量的輻射熱(長波的紅外線)，那就表示白熱燈泡的表面溫度最高。

◎ 一般 LED(發光二極體)之發光的波長帶比較狹小。

1.1.4　光感測器與光電效應

一般光與物質之間會有物理性的相互作用，若物質會吸收光(粒子)，最後又再放出電子的現象稱作光電效應。將光電效應應用在半導體接面部位(junction)受光產生電壓的現象稱作光起電力效應。光感測器是將光能轉換成電能的一種轉換器(transducer)，在其他應用方面之光電效應。例如，由照射光的能量會物質讓產生載子(carrier)之導電性具有光導電效應，也有對物質因照射光電子而放出光電子之效應。不論是以上的任何一種型態的光電效應，其基本特性都是大不相同。

圖 1-3 所示為光電效應的概要。圖中左側為光電效應的項目，右側為具代表性的感測器之名稱。圖中第 1 項光起電力效應將會在本章 1.3 節中作詳細的說明，第 2 項光導電的效應會在 1.5 節中作詳細的說明。在此為了避免重覆一再說明，僅就各別項目作簡單的介紹，在之後的章節會陸續針對各個項目作更詳細的說明。第 3 項光電子放出效應，一般的真空管類皆屬於此光電效應為主，因此本書不作介紹。第 4 項在分類上是例外項目，一般列為電磁波的共通項目，在此列入僅供讀者參考。

◎ 光電效應分為光起電力效應與光導電效應，另外還有光電子放出效應。

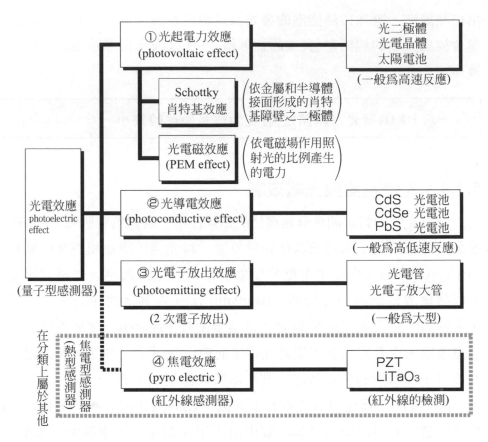

圖 1-3　光電效應的概要

1.2　光感測器的種類

1.2.1　光感測器的概要

　　光感測器的檢出對象一開始是可見光線，接著之後有紫外線、紅外線等光源。這些檢出對象的波長不僅不相同，其電磁波的性質也各不相同，依各個不同檢出對象選擇適當的光感測器。光感測器的種類有光二極體(photo diode)，之後有光電晶體(photo transtor)、光積體電路(photo IC)、硫化鎘電池(CdS cell)、電荷耦合影像感測二極體(CCD image

sensor)等，較特殊的如眞空管類的有光電管、光電倍增管或光電子倍增
管(photo multiplier tube)、攝像管(search cone)等光電眞空管(vacuum
tube)也包含在內。圖 1-4 所示爲光感測器的分類與代表性的元件名稱。

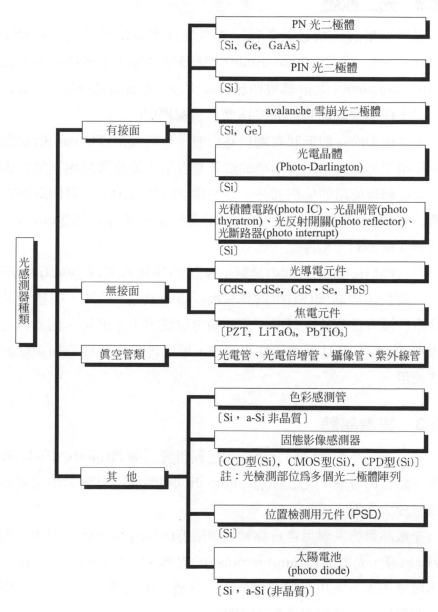

圖 1-4　光感測器的分類與代表性的元件名稱

◎ 光感測器是利用物質所具有的光電效應。

1.2.2　光二極體

　　光感測器的種類有很多種，其中最具代表性的是光二極體(photo diode)。在光二極體(photo diode)之後發展型態的光感測器有光電晶體(photo transtor)、光積體電路(photo IC)、光斷路器(photo interrupt)等，以上任何型態都是以光二極體作爲基礎的。

　　光二極體的外觀形狀有陶瓷基板型、金屬罐型(TO-can)與樹脂射出成形模組型等。其中，大面積的陶瓷基板型主要是開發用在放射線等高能量物理學所使用的感測元件。金屬罐型(TO-can)主要是開發用作爲電晶體(transitor)等氣密封裝(seal)使用或相當於金屬容器型(metal case)是信賴性最高的一型產品。

　　光二極體(photo diode)是對半導體 P-N 接面部位(junction)照射光源，一般使用矽晶圓(Si)作爲其基板(substrate)。另外，在感測元件的部分由於沒有信號放大部分，因此輸出信號很小。但是，由於入射光是直線型(線性)，而且反應特性也很好，廣泛地當作各種不同領域的感測元件使用。

1.2.3　光電晶體

　　一般光電晶體(photo transtor)已經將光二極體(photo diode)與電晶體作一體化的考慮。光二極體(photo diode)的輸出信號與加諸電晶體作爲信號放大作用。

　　光電晶體的主要用途爲旋轉式編碼器(rotary encoder)與無接點開關(switch)等，光電晶體(photo transtor)的輸出大且價格低廉，由於電路結構簡單，大多使用在控制機器上。有關光電晶體將會在 1.4 節中作更詳細的說明，在此僅作簡單的說明。

◎ 光電晶體是由光二極體與電晶體組合而成的。

1.2.4　光積體電路(光感測器模組)

　　光積體電路(photo IC)是將光二極體與運算放大積體電路IC作成一體化的光感測器模組(photo sensor module)。以下將對光積體電路略作說明，在光積體電路(photo IC)的光感測器模組內藏有光二極體、運算放大器、施密特電路(Schmidt)、安定化電源、緩衝放大器等元件。光積體電路(photo IC)在其他的應用方面，由於光積體電路已包括感測器兼具必要的機能，可說是通用型光感測器。

　　之前所提到的光二極體(photo diode)是在光感測器當中應答特性最快速且測光範圍最廣、利用價值最高的感測器之一，但可惜的是它的輸出電壓(電流)卻是非常小。因此幾乎是不可能單獨地使用光二極體，一般都是與有稍微放大作用的元件一起併用，最實用化的就是光積體電路(photo IC)。這是取光二極體(photo diode)的優點，再加上有輸出信號的放大功能，大致上可稱爲接近理想中感測器的結構。有關於光積體電路(photo IC)的電路是與如圖1-15中與運算放大器一起組合的合併電路。

◎ 光積體電路(photo IC)是由光二極體(photo diode)與運算放大器所組合而成的。

1.2.5　光敏電阻(CdS cell)

　　光敏電阻(CdS cell)是以硫化鎘作爲主要成分的一種光導電元件。光敏電阻(CdS cell)是一種可依照射光線而其內部電阻值可作變化的光可變電阻器。若與之前的光二極體與光電晶體比較，則光敏電阻(CdS cell)的電路是容易操縱得多，前者爲光感測器，而後者可與電阻一樣的使用方式。

　　光敏電阻(CdS cell)的主要用途為街道路燈的自動點燈器、照相機的曝光計、照度計、光電耦合器(photo coupler)。

　　光敏電阻(CdS cell)的應答特性比光二極管(photo diode)與光電晶體(photo IC)差。為此，為不被受限於此應答特性差的關係，就必須緩慢地檢出其阻值與照度之間的變化。光敏電阻(CdS cell)是無法使用作高速的光開關，這也是其最大的缺點。但是，由於光敏電阻的使用與電阻器完全一樣，因此可替代之前所提到的光電晶體的簡易方法。

　　有關光敏電阻(CdS cell)將會在 1.5 節中作更詳細的說明，所以在此僅作簡單的介紹。

◎ 光敏電阻(CdS cell)是一種光可變電阻器。

1.2.6　光二極體陣列(多個光二極體元件)

　　光二極體的發展型式有多個光二極體元件或光二極體陣列(photo diode array)，光二極體陣列是將之前所介紹過的光二極體作複數個排列而成的。

　　光二極體陣列的主要用途在色彩測定器(color analyzer)、多通道分光光度計(mult channel)與光頻譜分析儀(photo spectrum analyzer)等。

　　光二極體陣列的外觀形狀是以複數個的光二極體作排列，光二極體陣列的受光面是由石英玻璃之受光窗所構成的，其二極體的數量從大約38 個到數百個的都有。

1.2.7　光耦合器(photo coupler)

　　光耦合器(photo coupler)是以光為媒介的信號結合(傳送)裝置的總稱。光耦合器的種類有很多種，結構上可區分為光耦合器(photo coupler)

與光斷路器(photo interrupt)(如照片 1-1)。光斷路器(photo interrupt)
可區分爲光穿透型與光反射型二種，其二種型式皆具有感測的機能。

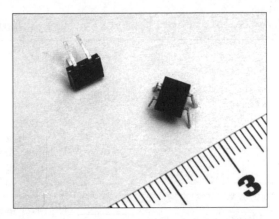

照片 1-1　光斷路器(photo interrupt)的實例

光斷路器有很多種，其發光部分最常使用發光二極體(LED)當
作光源，而受光部分則組合光斷路器的設計最爲普遍。照片中
的爲光反射型的 DIP(Dual in Line Package)封裝光斷路器。

　　光斷路器(photo interrupt)本身具有發光部與受光部，結構上發光
部與受光部的中間有一點遮光但仍可讓光通過，它也是一種光感測元
件。光耦合器(photo coupler)是在電子電路之間信號傳送的一個界面(in-
terface)。因此，光耦合器的發光部分(光源)不會洩漏到封裝(package)
的外側。

　　使用光耦合器與光斷路器之目的不盡相同，其任何一方發光與受光
元件之光結合機能之原理與構造的實際應用。圖 1-5 所示爲光耦合器的
種類。有關光耦合器(photo coupler)與光斷路器(photo interrupt)會在
後面繼續作更詳細的說明，故在此僅作介紹而已。

　　前面所提到安裝光耦合器的主要目的是輸入／出信號之間的電性絕
緣(以簡單的信號傳送爲目的之界面)，不屬於光感測器的一種。因此，
只有光穿透型與光反射型的光斷路器(photo interrupt)是屬於光感測器
的範圍。

> ◎ 所謂光耦合器(photo coupler)是以光作為媒介的信號結合(傳送)
> 的一種裝置。
>
> ◎ 光斷路器(photo interrupt)是擁有發光與受光部分的光感測器。

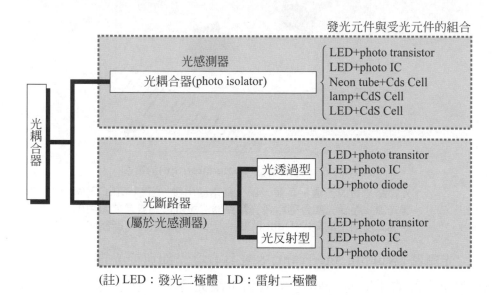

(註) LED：發光二極體　LD：雷射二極體

圖 1-5　各式各樣的光耦合器

1.2.8　焦電型紅外線感測器

　　前面曾提到過光屬於電磁波的一種，這是除了肉眼可看得到的可見光線以外，還有肉眼所看不到的紫外線與紅外線等電磁波。因此，必須要擁有寬廣波長帶的感測器才可以檢出這些所有電磁波範圍的光源。一般是用光二極體來檢出電磁波光源，但是矽質光二極體沒有如此寬廣的波長帶域特性，除了特殊的波長帶有尖峰(peak)感度以外，一般的感度都很低，因此無法檢出如此寬廣波長帶範圍的光源。

　　針對以上問題，焦電型紅外線感測器是專門檢出紅外線為目的，它比前面提到的非晶矽光二極體擁有更接近的紅外線波長範圍領域，有比較平坦波長帶的感度。焦電型紅外線感測器檢出感度對於波長依存性不大，因此可說是擁有非常容易使用的感測元件。焦電型紅外線感測器有效地應用物質的焦電特性，它是一種可以檢出從物體放出的紅外線電磁輻射能量的光感測器。

　　焦電型紅外線感測器的焦電材料如鋯鈦氧鉛(PZT)等結晶構造因溫度變化而產生表面電荷的特性。圖1-6所示爲代表性的紅外線感測器。

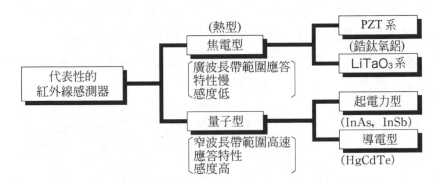

圖 1-6　代表性的紅外線感測器

1.3　光二極體

　　光感測器的種類很多，其中最具代表性的是光二極體(photo diode)。光二極體的發展型態中也包括光電晶體(photo transitor)與光積體電路(photo IC)等，其中任何一項的受光部分都是使用光二極體。

　　在此就光二極體的特徵與使用的方法，以各種不同的角度詳細的說明讓讀者對光二極體能有更深一層的認識。

1.3.1　有關 "光二極體"

　　光二極體是將光能轉換成電能的一種轉換器(transducer)，光二極體的構造是在半導體的P-N接面(PN junction)部位增加光檢出功能的感測元件。

　　光與物質之間有物理性的相互作用。一般來說，物質是吸收光子 (photon) 而放出電子的現象稱為 "光電效應"。將 "光電效應" 應用在半導體 P-N 接面部位受光而產生電壓的現象稱為 "光起電力效應"。光起電力效應除了金屬電極與半導體之間以外，在電極與電解質之間也會存在此一現象。

　　圖 1-7 所示為光二極體之動作原理的模型圖，圖中所示為在 P-N 接面處照射光能的型態，圖 1-7(a) 所示為光二極體的電路符號。

　　圖 1-8 所示為光二極體的內部結構圖，圖中是將入射光源轉換成電能的型態。

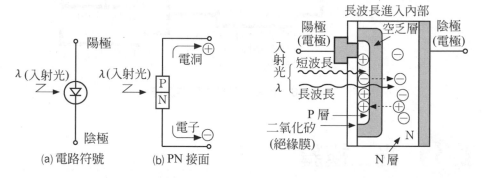

圖 1-7　光二極體之動作原理的模型　　　　圖 1-8　光二極體的內部結構

　　一般入射光是依能階間隙 (band gap) 吸收光能的：比 Eg 大，電子被導引至傳導帶 (conductive band)，原來共價帶的電子則殘留電洞 (hole)。此一現象會在半導體材料的 P 電洞層，空乏層，N 電子層產生，由於半導體的空乏層在電場作用下，電子是往 N 電子層，電洞是往 P 電洞層在電場加速下流動。電子從 P 電洞層在電場作用下加速集結移動至 N 電子層導電帶產生的電能。電洞由 N 電子層在電場作用下加速擴散至 P-N 接面後集結至 P 電洞層共價電子帶。最後光二極體內依入射光的能量比例，P 電洞層是呈 "＋" 正電，而 N 電子層是呈 "－" 負電，最後形成一種發電方式。

◎ 所謂 "光電效應" 是物質與光的相互作用，物質是吸收光子(photon)
而放出電子的一種現象。

1.3.2　光二極體的分類

　　光感測器中最具代表的爲光二極體，光二極體的種類很多，依各種
不同使用目的與性能的要求作選擇。以下爲光二極體的分類與項目，並
作簡單的介紹與說明。

　　圖 1-9 所示爲光二極體的分類與項目。圖中的左側光二極體是依照
構造、感測材料、外觀形狀、機能、應答特性、波長感度、封裝、用途
與輔助元件的分類，右側列舉的爲具體的內容。

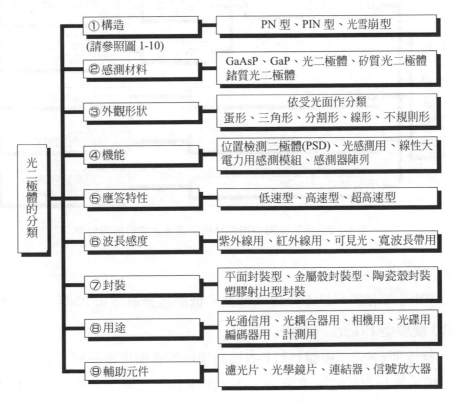

圖 1-9　光二極體的分類與具體內容

1.3.3　光二極體之物理性的構造與分類

　　光二極體是在半導體P-N接面處照射光能轉換成電能信號輸出的。一般光二極體是使用矽(Si)作為基板材料。

　　光二極體的內部主要構造是以半導體P-N接面為感測部位，它具有各種不同材料可以檢出不同波長、應答性與感度等物性。以下舉出幾個光二極體的實例，依材料物性與構造上的差異並加以說明。圖 1-10 所示為光二極體的種類與特徵。尚有一些光二極體的分類比較特殊而未列出，至於其他因礙於篇幅的關係在此不另加說明。

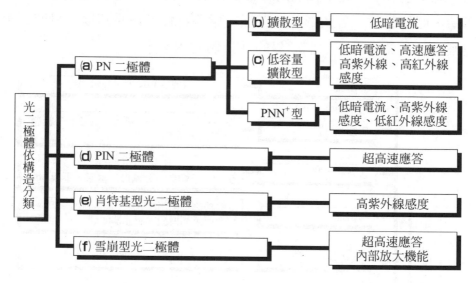

圖 1-10　光二極體在物性材料與構造上的分類與特徵

(a) PN 光二極體

　　PN 光二極體可以區分為擴散型、低濃度擴散型與 PNN^+ 型三種。

(b) 擴散型 PN 光二極體

　　擴散型PN光二極體是將P-N接面部位的表面沉積一層二氧化矽(SiO_2)薄膜，其特徵為暗電流很小。在此所指的暗電流是與輸入信號無關，而是相當於雜訊信號的電流。由於電流值很小，因此不至於影響感測信號的輸出。擴散型 PN 光二極體使用的感測材料除了本徵半導體的矽以外，還有 GaAsP、GaP 等三元、二元化合物半導體。

專　欄

半導體的專業用語

　　光二極體是應用半導體式光感測器的一種。以下列舉出光二極體會使用到的專業用語，並以淺顯易懂的方式加以說明。

N 型半導體　：多數載子為電子外因性的半導體。

P 型半導體　：多數載子為電洞外因性的半導體。

電洞(hole)　：半導體材料因價電子留下的空位，電洞可以考慮為帶正電荷的自由電荷。

不 純 物　：是構成結晶元素以外的物質(原子)。

導　　體　：在物質的內部若存在電場，電子傳導以自由方式進行傳導的物質，稱為導體。一般導體材料在溫度上昇時，也會增加其內部的電阻。

能階間隙(Eg)：半導體材料之高能階區域的最低準位與低能階區域的最高準位的差值。

半　導　體　：電阻率居於(金屬)導體與絕緣體之間的物質。帶電荷載子的密度在溫度上升的同時也會增加電子或離子之傳導性的物質。

價電子帶　：受原子核拘束的價電子本身特定電子軌道的能階（energy band)，在半導體的能量是指在導帶下方的能階。

導電子帶(傳導帶)：包含在電場的作用下從價電子帶跳起之高準位能帶的電子。一般傳導帶是空的，從能階間隙正下方被充滿的能帶具有某一準位而被分離。

(c) 低濃度擴散型 PN 光二極體

　　低濃度擴散型 PN 光二極體是使用 N 型半導體經雜低濃度不純物而成的高阻抗型，由於它的空乏層寬度很廣，接面濃度因而變得很小。低濃度擴散型 PN 光二極體的基本構造與(a)項的 PN 光二極體相同,由於接面濃度都很小,因此必須改善其應答特性。

(d) PIN 型光二極體

PIN 型光二極體是在 P 層與 N 層之間特增加一高阻抗的 I 層,由於此一高阻抗的 I 層使得接面比較容易變得非常小,也因為如此 PIN 型會比低濃度擴散型PN光二極體的應答特性好。所謂 "I層" 是取自於 "Intrinsic" 的頭個字母,這是表示 "本徵" (低不純物濃度層)的意思。

(e) 肖特基(Schottky)型光二極體

肖特基(Schottky)型光二極體是在 N 型半導體的表面沉積金(Au)等薄膜,以形成肖特基(Schottky)效應的 P-N 接面。一般此種類的元件將從表面至P-N接面的距離作得很短,可以提高從可見光至紫外光範圍的波長感度。

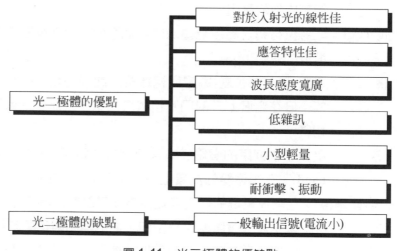

圖 1-11　光二極體的優缺點

(f) 雪崩型(avalanche)光二極體

雪崩型(avalanche)光二極體施加與 P-N 接面相反的偏壓(bias),在空乏層內高的電場使得光載子加速,與物質內原子依次地衝突後產生二次載子，這就是所謂的"雪崩(avalanche)現象"。因此，雪崩型(avalanche)光二極體的特徵是依照雪崩(avalanche)現象檢出最微弱的入射光信號。在此一結構上，由於接面尺寸小，因此應答特性良好。光感測器有很多種類。光二極體有以下的優點：對入射光的直線性良好、高速應答、各種不同波長的感度很廣、低雜訊與體積小型、輕量等。圖 1-11 所示為光二極體之優與缺點。另一方面，光二極體的缺點是輸出電流小、幾乎無單獨使用的方式。一般光二極體的信號輸出經電晶體或積體電路(IC)等放大的合併使用。

專　欄

可以塑造成美人的感測器

市面上有各式各樣的化妝品、化妝方法，與美容、美顏技術皆很進步，也因為有如此進步的美容美顏聖品使得女性朋友變得更加漂亮，這要歸功於舒適的居住環境、豐碩的飲食生活、還有其他的健康食品等因素。總之，現在的美女增加了很多是事實。若往個人來看，目前迫切需要的是開發人體的美人感測器。以下說明人體的美人感測器之基本構造。

首先成為美人的先決條件有臉部的輪廓、臉部的顏色、眼睛與鼻子的位置、臉部的清潔、皮膚的彈性、鼻子的形狀及大小、皮膚的水分、頭髮的色澤、嘴唇的形狀與大小、牙齒排列的形狀、牙齒的色澤、眼睛的明亮度、眼睛的大小與形狀、毛細孔與各部位的排列等因素。

接下來，對應以上美人的先決條件之感測器。例如，面部的輪廓、臉部的顏色、眼睛與鼻子的輪廓、臉部的清潔等皆可以CCD影像照相機等影像處理裝置作更清楚的判定。另外，頭髮的光澤、臉部的光澤與眼睛的明亮度則可利用光學感測器作更清楚的判定，而皮膚的彈性可以利用壓力感測器作更清楚的判定，皮膚的水分可利用紅外線水分計作判定。另外，牙齒的排列與臉部的骨骼可以使用軟性 X 線感測器等判定，若組合以上各種不同的感測器，將可以實現本專欄所提到的美人感測器模組。

1.3.4　光二極體的種類與用途

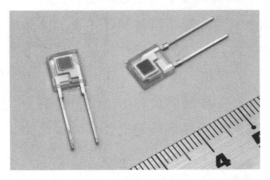

將光能轉換成電能的物理現象稱作 "光起電力效應"，光二極體是應用光起電力效應的一種光感測器。

照片 1-2　光二極體(濱松 photonics)

表 1-1　光二極體的種類與用途

種類	特徵	主要用途
PN 光二極體 (矽質光二極體)	◎擁有從紫外線到紅外線廣泛的波長感度範圍。 ◎ 對於入射光的直線性良好。 ◎ 即使只有微弱的光線依然具有檢出感度。 △應答特性比 PIN 光二極體差。	照度計，照相機的曝光計，自動頻閃觀測器的光感測器，煙霧感測器(火災感測器)，分光光度計
PIN 光二極管 (矽光二極管)	◎高速應答性。 △濕度特性比 PN 光二極管差。	光通信，光碟片，光遙控裝置
APD (雪崩型光二極體)	◎具有光電流的放大作用。 ◎具有寬廣波長範圍的感度。 ◎暗電流小。 ◎高速應答。	光纖的光通信
GaAsP 光二極體	◎接近於人體視覺的波長範圍。 ◎一般可見光用。	照相機的曝光計 分光光度計
複合型光二極體 PSD (位置檢出用光二極體)	◎光點的位置檢出。 ◎入射光光軸的配合。	光機電一體化的各種系統
光感測器模組	◎由於光感測器與信號處理是合併處理，因此具有高性能。 ◎由於內藏信號放大，因此大輸出。 ◎數位化輸出的型式波長有良好的上昇與下降特性。	光機電一體化的各種系統

　　光二極體(如照片 1-2)有很多的種類，是依照用途、目的與性能等
而有不同的使用方法。

　　如表1-1所示，在此依據光二極體不同的種類與特徵列舉出其主要
用途，表中註記△者爲其缺點。

1.3.5　光二極體的等效電路

　　因爲光二極體的輸出電流很微弱，一般皆需要使用電晶體與 IC 積
體電路等作信號放大。依據與各種類光二極體組合的信號放大方式有很
大的差異。因此，光二極體也有可能會損失其原本良好的特性，這是信
號放大對於光二極體的內部構造、放大電路、輸出等基本特性產生了不
良的影響。在此一情況下，參考光二極體等效電路的一覽表就變得很重
要。以下將說明光二極體的等效電路一覽表。

　　圖 1-12 所示光二極管的等效電路包括接面電容 Ci、P-N 接面並聯
電阻R_P、二極體串聯電阻與電流源等。圖中的註記表示等效電路內流通
各部位的電流值。

　　爲了求出如圖 1-12 中等效電路內的輸出電流I_P，表示成以下的式子：

$$I_p = I_e - I_D - I_{RP} = I_e - I_s \left(\exp \frac{eV_p}{KT} - 1 \right) - I_{RP} \cdots\cdots\cdots\cdots\cdots\cdots\cdots ①$$

接下來爲求出光二極體的開路電壓V_{OP}，由於V_{op}爲$I_P = 0$時的輸出電壓，
因此V_{OP}可以表示成以下的式子：

$$V_{op} = \frac{KT}{e} \ln \left(\frac{I_e - I_{RP}}{I_S} + 1 \right) \cdots\cdots\cdots\cdots\cdots\cdots\cdots\cdots ②$$

其中，e 爲電子的帶電荷量，K 爲波茲曼(Boltzmann)常數，T 爲絕對溫
度，I_S爲二極體的逆向飽和電流。

　　第②式中，當通過並聯電阻的電流I_{RP}很小時，二極體的逆向飽和電
流I_S會隨著周圍溫度的增加而呈指數的增加。

因此，開路電壓V_{op}與周圍溫度成反比，與入射光而產生的電流I_e的對數成正比。當入射光能量提高至一定程度以上與入射光降低的時候，以上關係公式也會跟著消失。因此，當應用至微弱光線的感測時就必須要考慮到以上的情況。

爲了求出光二極體的短路電流I_{PS}，I_{PS}可以表示成以下關係。

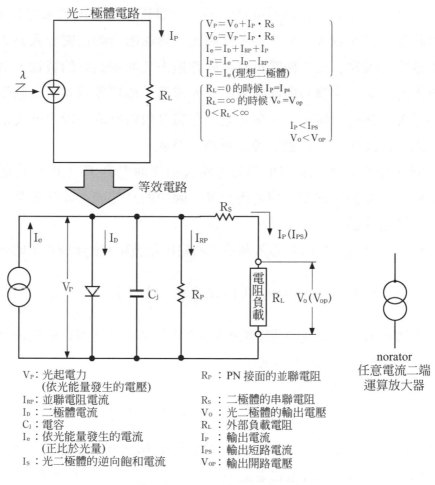

$$\begin{cases} V_P = V_0 + I_P \cdot R_S \\ V_0 = V_P - I_P \cdot R_S \\ I_e = I_D + I_{RP} + I_P \\ I_P = I_e - I_D - I_{RP} \\ I_P = I_e (\text{理想二極體}) \end{cases}$$

$$\begin{cases} R_L = 0 \text{ 的時候 } I_P = I_{ps} \\ R_L = \infty \text{ 的時候 } V_0 = V_{op} \\ 0 < R_L < \infty \\ \qquad\qquad I_P < I_{PS} \\ \qquad\qquad V_0 < V_{OP} \end{cases}$$

等效電路

norator
任意電流二端
運算放大器

V_P：光起電力
　　　（依光能量發生的電壓）
I_{RP}：並聯電阻電流
I_D：二極體電流
C_J：電容
I_e：依光能量發生的電流
　　　（正比於光量）
I_S：光二極體的逆向飽和電流

R_P：PN 接面的並聯電阻
R_S：二極體的串聯電阻
V_0：光二極體的輸出電壓
R_L：外部負載電阻
I_P：輸出電流
I_{PS}：輸出短路電流
V_{OP}：輸出開路電壓

圖 1-12　光二極體的等效電路

短路電流I_{PS}為負載電阻$R_L = 0$時，也就是說輸出電壓$V_O = 0$的輸出電流值，根據以上的關係可以得到以下公式③。

$$I_{PS} = I_V - I_S \left\{ \exp\left(\frac{eV}{KT}\right) - 1 \right\} - \frac{V}{R_P} \dots\dots\dots\dots\dots\dots ③$$

但是，當公式③的 V 值為在光二極體內通以短路電流時串聯電阻R_S之間的電壓。另外，I_S為光二極體的逆向飽和電流。圖 1-12 中R_S的值只有幾歐姆(Ω)的大小。

1.3.6　光二極體的應用實例

有關光二極體的特徵、種類、用途與等效電路等已於本章的 1.3.1 節至 1.3.5 節中介紹過，在此舉出實用性電路的應用實例，如圖 1-13、1-14、1-15 所示。

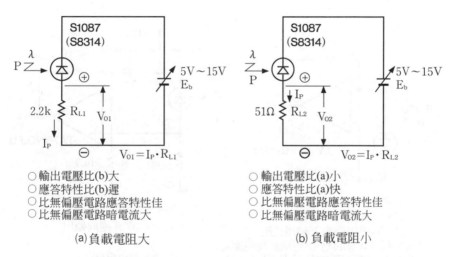

○ 輸出電壓比(b)大
○ 應答特性比(b)遲
○ 比無偏壓電路應答特性佳
○ 比無偏壓電路暗電流大

(a) 負載電阻大

○ 輸出電壓比(a)小
○ 應答特性比(a)快
○ 比無偏壓電路應答特性佳
○ 比無偏壓電路暗電流大

(b) 負載電阻小

P：光二極體 S1087，S8314(濱松 photonics)

圖 1-13　光二極體的應用電路

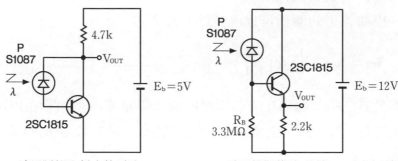

○ 適用脈衝入射光的電路　　　　　○ 適用模擬信號(依據 R 可減少暗電路)
○ 輸出信號與入射信號的相位相反　○ 輸出信號與入射信號的相位相同
○ 一般輸出信號大　　　　　　　　○ 一般輸出信號小

(a) 集極輸出電路　　　　　　　　(b) 射極輸出電路

P：光二極體　S1087(濱松 photonics)，2SC1815(東芝)

圖 1-14　光二極體與電晶體組合的應用電路

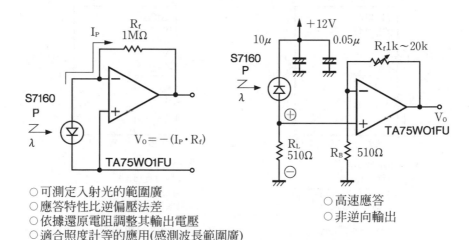

○ 可測定入射光的範圍廣
○ 應答特性比逆偏壓法差
○ 依據還原電阻調整其輸出電壓
○ 適合照度計等的應用(感測波長範圍廣)
○ 若在 R 使用對數二極體則可以取出對
　數壓縮電壓

(a) 無偏壓時

○ 高速應答
○ 非逆向輸出

(b) 有偏壓時

P：光二極體 S7160(濱松 photonics)，TA75WO1FU(東芝)

圖 1-15　光二極體與運算放大器組合的應用電路

1-26

表 1-2 各家廠商光二極體的規格一覽表

可見光的使用範圍 (濱松 photonics)

型號名稱	感度波長範圍 (nm)	最大感度波長 (nm)	受光面尺寸 (nm)	暗電流(25℃) VR = 1V Max. (pA)	封裝方式
S1087	320～730	560	1.3×1.3	10	陶瓷
S1133			2.4×2.8		
S1787-04					塑膠
S5493-01	320～840	540	2.4×2.8	100	
S5627-01			1.3×1.3	50	
S7123-01			2.46×2.46	100	
S7123-02			2.4×2.8		陶瓷

可見光～近紅外線的使用範圍 (濱松 photonics)

型號名稱	感度波長範圍 (nm)	最大感度波長 (nm)	受光面尺寸 (nm)	暗電流(25℃) VR = 1V Max. (pA)	封裝方式
S1787-12	320～1000	650	2.4×2.8	20	塑膠
S4797-01		720	1.3×1.3		
S6931			2.4×2.8		
S1133-14					陶瓷
S4011-02	320～1100	960	1.3×1.3	10	塑膠
S6865-01			2×2		
S1787-08			2.4×2.8		
S2833-01					
S1087-01			1.3×1.3		陶瓷

<引用> 取自矽質光二極體的目錄 Cat. No. KSPD0001JO1 JU1. 2001DN (濱松 photonics)

表 1-2　各家廠商光二極體的規格一覽表(續)

可見光～近紅外線的使用範圍 (東芝)

型號名稱	短路電流(μA) 最小值 E(mW/cm²)		最大感度 波長 (nm)	半值角 (角度 = deg)	暗電流(25℃) VR = 10V MaxnA	封裝方式
TPS703	0.9	0.1	960	±65	30	side view
TPS704	0.5	0.1	1000	±65	30	
TPS705	0.5	0.1	970	±65	30	TO-92
TPS706	1.0	0.1	970	±65	30	
TPS708	1,0	0.1	850	±15	60	TO-18CAN,附範圍

<引用> 取自 2002 年東芝：半導體製品總覽表 OO300C1AV P284 光二極體

可見光的使用範圍 (莫利利卡)

型號名稱	感度波長範圍 (nm)	最大感度波長 (nm)	受光面尺寸 (nm)	暗電流(25℃) VR = 1V Max. (pA)	封裝方式
MBC-2014RF	360～700	560	2×1.4	10	移轉模注
MBC-2014CF	360～700	560	2×1.4	10	
MBC-3026CF	360～700	560	3×2.6	10	陶瓷模組 (樹脂封入)
MBC-3127CF	360～700	560	3.1×2.7	10	

<註> 以上均附全部的視感度補正過濾器
<引用> 取自莫利利卡：光感測器目錄 SMM2001A 可見光型矽質光二極體 P14

 # 1.4　光電晶體

在光感測器中，光二極體擁有最佳的應答特性，而且測光範圍非常廣，可以說是利用價值很高的感測器之一。

但是，光二極體也是有缺點的，其缺點就是輸出電壓非常小。因此，光二極體幾乎是無法單獨使用而必須與信號放大器合併使用。

實用化的光二極體是光電晶體(photo transistor)。光電晶體(photo transistor)是整合光二極體與電晶體而成的。因此，光電晶體(photo transistor)的性質就是在光二極體的輸出加上電晶體的各項特性。

光電晶體(photo transistor)的各項基本特性如之前所說(1.3節)光二極體的基本特性，可以參考光二極體相關章節的內容。

1.4.1　有關 "光電晶體(photo transistor)"

圖1-16所示為光晶體(photo transistor)的等效電路。圖中I_P為光二極體流通的光電流，電晶體射極電流I_E可以表示成以下的式子：

$$I_E = I_P(1 + h_{FE})\dots\dots\dots\dots\dots\dots\dots\dots\dots\dots\dots\dots\dots\dots\dots\dots\dots\dots\dots\dots\dots\dots\dots\dots ①$$

另外，若$h_{FE} \gg 1$，則式①可以表示成以下

$$I_E \simeq I_P \cdot h_{FE} \dots\dots\dots\dots\dots\dots\dots\dots\dots\dots\dots\dots\dots\dots\dots\dots\dots\dots\dots\dots\dots\dots\dots ②$$

但是，I_P為光二極管的光電流，h_{FE} 為電晶體的直流電流放大率。

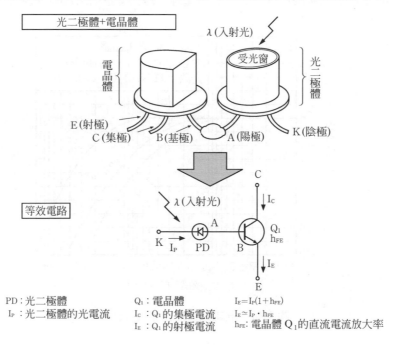

圖 1-16　光電晶體的等效電路

1.4.2 光電晶體(photo transistor)的應答特性

一般光電晶體(photo transistor)的應答特性會比光二極體慢 1 個級數以上。這是因為電晶體之集極、基極之間的接面電容：C_{C-B}反射積分效果的關係，而使得應答特性受到影響而變慢。

若將電容假設成 C，則 C 為

$$C \approx C_{C-B} \cdot h_{FE} \dots\dots\dots\dots\dots\dots\dots\dots\dots\dots\dots\dots\dots\dots\dots\dots\dots\dots ③$$

由上式可知此一電容值是以電晶體的放大h_{FE}倍數。因此，當負載電阻為R_L時，則光電晶體的應答時間τ(sec)為

$$\tau = C_{C-B} \cdot h_{FE} \cdot R_L \dots\dots\dots\dots\dots\dots\dots\dots\dots\dots\dots\dots\dots\dots\dots\dots\dots ④$$

最後，光電晶體的應答特性會比光二極體慢h_{FE}倍。因此，大電流放大率的電晶體的應答時間會變慢。但是，輸出電流卻會變大。由於負載電阻與應答特性也有直接的關係，輸出電壓最好設定在最低的容許範圍。

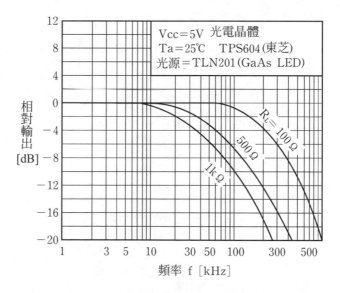

圖 1-17 光電晶體的頻率(應答)特性

圖 1-17 所示為光電晶體(photo transistor) TPS-604(東芝)的應答特性。從圖中可看到光電晶體(photo transistor)的負載電阻為 1kΩ、500Ω與 100Ω時，光電晶體(photo transistor)的頻率(應答)特性。

一般，光電晶體(photo transistor)的負載電阻對於頻率(應答)特性的影響很大。負載電阻只要從 100Ω到 1kΩ作 10 倍的變化，而應答時間(頻率)將可以降低 1 個級數。因此，若考慮應答特性的話且先將負載電阻設定至很低。但是，由於輸出信號會相對地減少，這也是需要一併考慮的。

1.4.3　光電晶體(photo transistor)的暗電流

光電晶體(photo transistor)依據入射光能量產生的電流以外，還存在有暗電流的雜訊。

光信號：S、雜訊：N，一般表示成 S/N 比。

對於光感測元件來說，S/N 比值是非常重要的，由於暗電流愈小愈好，因此 S/N 比依據光感測器的種類與放大的方式等的不同有很大的差異。

光電晶體(photo transistor)的 S/N 比也隨著將光二極體之暗電流 I_{dp} 放大 h_{FE} 倍，這剛好相當於電晶體的 I_{CEO}。

一般光電晶體的 S/N 比值會比光二極管的值大 100 倍，在電路設計上是一大阻礙，特別是 S/N 比值隨著溫度增加而增加，必要時要作溫度的補償。

圖 1-18 所示為光電晶體之周圍溫度與暗電流的關係。從圖中可以瞭解到周圍溫度上昇 20℃時，暗電流也會增加大約 1 個級數。在此一影響下，S/N 比值與光電晶體的放大倍率 h_{FE} 有直接的關係，達林頓(Darlington)將光電晶體分成 2 個並列(cascade)，就會變成很大的 S/N比值。因此，在高溫下使用時視情況考慮使用光積體電路(photo IC)等。

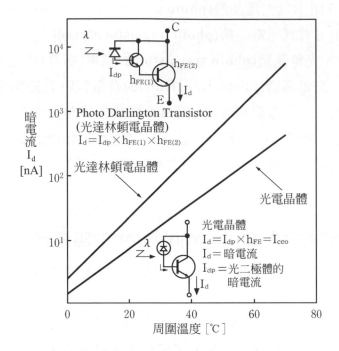

圖 1-18　光電晶體的暗電流與周圍溫度之關係

1.4.4　光電晶體的基本電路

　　圖 1-19 所示為光電晶體的基本電路。圖(a)為電晶體射極輸出型式的基本電路，圖(b)為電晶體集極輸出型式的光電晶體，它的輸出是從電晶體集極側取出。圖(a)與(b)之兩種型式各有其優缺點，若要說誰是比較好很難定論。當要求與入射光與同相位的輸出信號時，選擇圖(a)的電晶體射極輸出型式的光電晶體比較好。若是優先考慮輸出信號(電壓)大小時，則應該使用圖(b)之電晶體集極輸出型。

　　圖中(a)的光電晶體是輸出從電晶體射極側取出，由於在電路的構造上沒有定義基極電壓，因此沒有所謂的射極輸出電路。

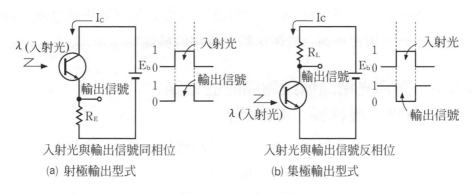

圖 1-19　光電晶體的基本電路

1.4.5　光電晶體的應用電路實例

　　以下舉出二種光電晶體基本電路的應用實例。圖 1-20(a)為射極輸出電路，此信號輸出電路是由光電晶體的射極側接續負載電阻而得到輸出的。此電路的基本特徵是入射光與輸出信號是同相位，因此適合作脈衝式入射光的檢出與電晶體的$V_{CE(sat)}$集極-射極之間的飽和電壓值會很大。另外，圖 1-20(b)為集極的輸出電路，此輸出電路是在光電晶體的集極一側接續負載電阻以後從集極作信號輸出的。此電路的主要特徵是入射光與輸出信號是呈反相位，因此適合於脈衝式入射光與集極-射極之間的飽和電壓值$V_{CE(sat)}$會很小。

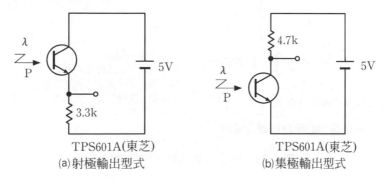

圖 1-20　光電晶體的應用電路

以上所列舉的圖(a)與(b)的電路沒有考慮到如何解決暗電流方面的設計與研究，因此不適合於類比照度變化的檢測。

1.4.6 整合光電晶體與電晶體的電路 (光・達林頓・電晶體)

前面一節所列舉的實例為二種光電晶體基本電路的應用，以下再舉出一光電晶體與電晶體整合的應用實例。

圖 1-21(a)為射極信號輸出的光-達林頓電路。如圖中所示是在光電晶體的射極側再次接續 NPN 雙載子電晶體，且 NPN 雙載子電晶體的射極接續負載電阻，全部都是射極輸出型。

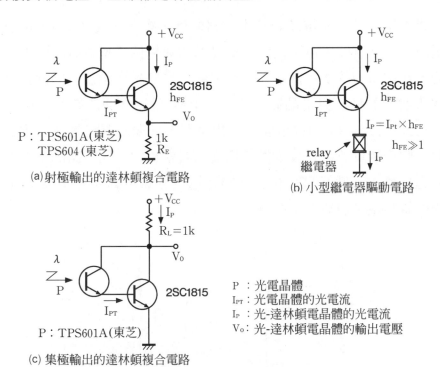

(a) 射極輸出的達林頓複合電路

(b) 小型繼電器驅動電路

(c) 集極輸出的達林頓複合電路

P ：光電晶體
I_{PT}：光電晶體的光電流
I_P ：光-達林頓電晶體的光電流
V_0：光-達林頓電晶體的輸出電壓

圖 1-21 整合光電晶體與電晶體的電路

　　光-達林頓電路的主要特徵是大的光電流(信號電流)。如圖 1-21(b)所示可以直接驅動小型繼電器(rclay)。

　　圖 1-21(c)為集極信號輸出的光-達林頓電路。如圖中所示是在光電晶體的射極側再次接續 NPN 雙載子電晶體，且 NPN 雙載子電晶體的集極接續負載電阻，全部都是集極輸出型。此電路的特徵是入射光與輸出信號的相位是呈逆轉的。此圖是可比之前的圖 1-21(b)得到更大的信號電壓。

表 1-3　光電晶體的一覽表(光-達林頓電晶體)

型　式	封裝型式	光電特性(Ta = 25°C)						
		光電流 (μA)		E (mW/cm²)	暗電流 (μA)	V_{CE} (V)	尖峰感度波長 (nm)	半值角 (°)
		(最小)	(最大)		(最大)			
TPS601A	TO-18 CAN 附範圍	100	—	0.1	0.2	30	800	±10
		100	300					
		200	600					
		400	1200					
TPS604	TO-18 CAN 附範圍與附-基礎端子	60	—	0.1	0.2	30	800	±10
TPS614	TO-18 CAN 附基礎端子	600		10	0.2	30	800	±42
TPS610	φ5	100	—	0.1	0.1	24	800	±8
TPS611	φ5	30	—	0.1	0.1	24	900	±8
TPS603A	φ3	6	—	0.1	0.1	10	720	±55
TPS612	φ3	14	180	0.1	0.1	10	870	±30
		24	60					
		42	105					
		24	105					

<引用> 取自於 2002 年東芝半導體製品總覽表 00300C1AV P283 光電晶體

硫化鎘光導電電池(CdS cell)

　　硫化鎘光導電電池(CdS Photoconductive Cells)是以硫化鎘為主要感測材料的一種光導電感測元件。硫化鎘光導電電池的主要特徵是依據入射光而改變其內部電阻的一種電阻(如照片 1-3)。因此，硫化鎘光導電電池比起光二極體與光電晶體的電路特性容易處理，硫化鎘光導電電池除了光感測器以外與電阻相同的作用。

　　硫化鎘光導電電池的主要用途為街道路燈的自動點燈器、照相機的曝光計、照度計與光耦合器(photo-coupler)等。

　　硫化鎘光導電電池的應答特性和前面所敘述的光電晶體而言是不太好。因此，硫化鎘光導電電池就限制在緩慢照度變化的應用。但是，當有偏光與負載電阻時，可以改善部分的特性。硫化鎘光導電電池與電阻擁有相同的作用。若不考慮使用前面所提到的光二極體與光電晶體時，則可以使用硫化鎘光導電電池。硫化鎘光導電電池的英文字母被翻譯為"CdS" 或 "CdS cell" 等，本書則是統一使用 "CdS cell" 的翻譯。

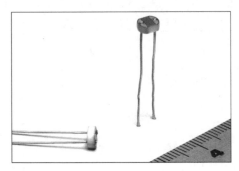

照片 1-3　硫化鎘光導電電池(CdS cell)的實例

照片中是硫化鎘光導電電池的具體實例，是樹脂包覆封裝型的照片。

1.5.1 關於硫化鎘光導電電池

光感測器有很多種，在分類上有光起電力元件、光導電元件(如照片 1-4)與光電子放出元件。硫化鎘光導電電池(CdS cell)是屬於光導電型式，經過入射光照射而改變其內部電阻值的一種可變電阻器。

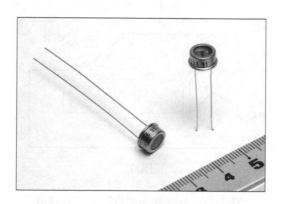

照片 1-4　光導電原件(紅外線)之一例

光導電元件主要除了硫化鎘(CdS)外，也加入硫化硒(CdSe)、
硫化鎘‧硒(CdS‧Se)等材料，另外硫化鉛(PdS)也常在使
用；此照片元件為紅外線檢測用，為 PdS 具體實例。

硫化鎘光導電電池是以硫化鎘為主要成分的光導電元件的總稱，除了硫化鎘(CdS)以外，還有硫化硒(CdSe)、硫化鎘‧硒(CdS‧Se)等材料。由於光導電效應的應用很廣，在我們的周遭生活裡也很常使用到硫化鎘光導電電池。

硫化鎘光導電電池(CdS cell)在製程上有單晶型、燒結型與蒸著型三種。

圖 1-22 所示為硫化鎘光導電電池(CdS cell)的原理構造。如圖中所示將硫化鎘光導電元件之左右的電極 A、B 形成一種可變電阻。

圖 1-23 所示為硫化鎘光導電電池 (CdS cell) 之光導電效應的示意圖，受光照射N型半導體的光能讓施體位準的電子跳入傳導帶成為自由電子的情形。圖 1-23 中的N型半導體(多數載子為電子稱為N型半導體)

在照射光以後吸收光的能量，而能量位準或共價帶的電子被帶往高能階的傳導帶。接著N型半導體自由電子在外部電場作用下加速往正極方向流動。

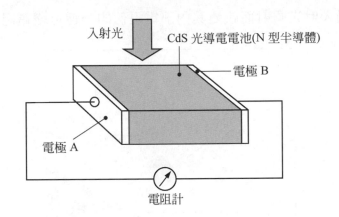

圖 1-22　硫化鎘光導電電池的原理構造

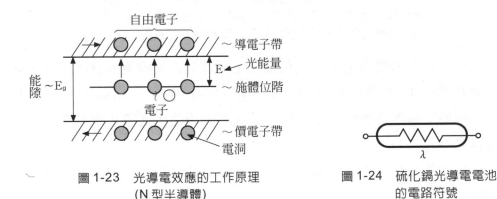

圖 1-23　光導電效應的工作原理
　　　　　(N 型半導體)

圖 1-24　硫化鎘光導電電池
　　　　　的電路符號

當硫化鎘光導電電池只要受到一點入射光照射時，在感光元件內會產生載子而提高導電性，此一現象被稱為 "光導電效應"(Photo Conductive Effect)。

圖 1-24 所示為硫化鎘光導電電池(CdS cell)的電路符號，是以一橢圓形體包圍電阻，並以波長λ符號表示。

圖 1-25(a)所示為硫化鎘光導電電池的外觀形狀，其中是塑膠封裝型式，如圖中所示左右電極為一櫛齒狀。另外，在光感測元件的硫化鎘(CdS)光導電體部分相當於九十九個彎折狀。

圖 1-25(b)所示為硫化鎘光導電電池的截面構造。

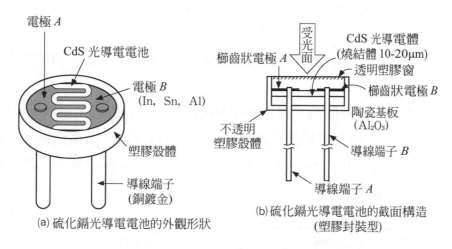

(a) 硫化鎘光導電電池的外觀形狀

(b) 硫化鎘光導電電池的截面構造
(塑膠封裝型)

圖 1-25 硫化鎘光導電電池的外觀形狀與截面構造

1.5.2 硫化鎘細胞(CdS cell)入射光照度對電阻的特性

硫化鎘細胞(CdS cell)對應入射光照射而產生其內部電阻的變化。當沒有被光照射的時候，其內部光導電細胞之電阻值幾乎接近絕緣體；受到入射光照射的時候，對應此入射光能而降低其光導電細胞之電阻值。

若將以上入射光照度對硫化鎘細胞(CdS cell)之電阻特性表示成對數關係，如圖 1-26 所示幾乎呈直線狀。如圖中(a)所顯示此一直線特性在前面已經說明過，在低照度的一側的傾斜度比較大，而高照度的一側如圖(b)所顯示的傾斜度比較小。因此，一般硫化鎘細胞會利用圖中(c)比較直線部分的區域，基本特性會因硫化鎘細胞的種類而有很大的差異，此點必須要考慮到。

一般是以γ指數來表示直線斜率值，這是與曲線上兩點間連接成直線相切，相當於圖 1-26 中所示的 dR/dE 值。一般將γ指數稱為照度指數、γ特性、γ值等稱呼，皆是表示相同的意思。

又γ指數一般可以表示成以下的關係式。

$$\gamma_{10}^{100} = \left| \frac{\log(R_{100}) - \log(R_{10})}{\log(E_{100}) - \log(E_{10})} \right| \quad\text{......①}$$

其中，R_{10}表示為照度 10 lux 硫化鎘(CdS)電阻值，R_{100}表示為照度 100 lux 的電阻值。

由式①中可以瞭解到，硫化鎘細胞(CdS cell)的γ值表示照度 100 lux 與照度 10 lux 之間電阻值變化的傾斜情形，由於γ值幾乎都是很大，因此因照度變化而電阻的變化也會很大。換句話說，若γ值很大，對光的感度也相對比較高。

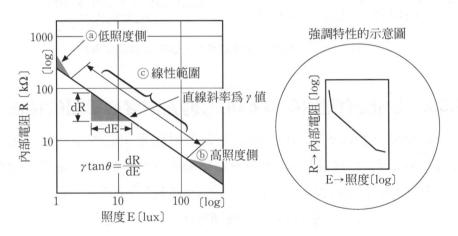

圖 1-26 硫化鎘細胞(CdS cell)入射光之照度對電阻特性

1.5.3 硫化鎘細胞(CdS cell)的基本電路

硫化鎘細胞(CdS cell)是一種光導電元件，依據入射光使得其內部電阻產生變化的一種光可變電阻器，硫化鎘細胞(CdS cell)的基本電路比起前面的光電晶體來說是非常容易處理的一種光感測器。

　　以下舉出幾個比較具體的電路結構並加以說明。如圖 1-27 所示為硫化鎘細胞(CdS cell)與負載電阻R_A作串接的電路圖。其中輸出E_{OUT}可以表示成以下的式子：

$$E_{OUT} = \{R_A/(R_{cds} + R_A)\}E_b \dots\dots\dots\dots\dots\dots\dots\dots\dots ①$$

一般此電路結構稱為串聯電阻法(series)，此串聯電阻法(series)是硫化鎘細胞(CdS cell)的基本型式，算是最簡單的一種光感測器。由於串聯電阻法(series)的電路結構上會產生不安定的特性，因此不常使用到。

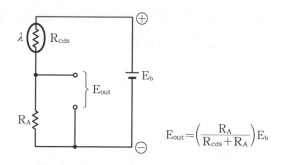

$$E_{out} = \left(\frac{R_A}{R_{cds} + R_A}\right)E_b$$

圖 1-27　串聯電阻法(series)之電路

專　欄

電流藉由載子流動

　　載子(carrier)在實際裡是掌管電流流動的舵手，而在半導體內載子可以區分為電子與電洞兩種。一般若多數載子為電子的話稱為 N 型半導體，相反地多數載子為電洞的話稱為 P 型半導體，而金屬的載子為自由電子。

　　特別是當電源電壓產生變動時會影響直接的輸出電壓，必須要考慮到此點。如圖 1-28 所示為硫化鎘細胞(CdS cell)使用惠氏電橋(bridge)放大電路的應用實例。圖中的電路結構是電阻電橋，在平衡條件下其輸出不會影響到電源電壓。特別是在檢光電路的結構部分對於各種光信號皆可從電橋輸入，因此有很大的應用空間。

不平衡時的輸出電壓E_{OUT}可以表示成以下的式子：

$$E_{OUT} = \left\{ \frac{R_A}{(R_{cds} + R_A)} - \frac{R_C}{(R_B + R_C)} \right\} E_b \dots\dots ②$$

另外，電橋放大電路的平衡條件為

$$R_{cds} = \frac{R_A \cdot R_B}{R_C} \dots\dots\dots\dots\dots\dots\dots\dots\dots ③$$

如圖 1-29 所示為改變後惠氏電橋放大電路的型式，此種放大電路可以使用在比較大範圍的測光。此改變後的惠氏電橋放大電路的動作與之前面圖 1-28 所顯示的電路本質上是相同的，圖中的硫化鎘細胞(CdS cell)插入並聯電阻以壓縮輸出的信號。

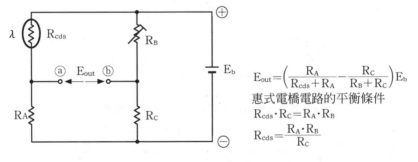

$$E_{out} = \left(\frac{R_A}{R_{cds} + R_A} - \frac{R_C}{R_B + R_C} \right) E_b$$

惠式電橋電路的平衡條件

$$R_{cds} \cdot R_C = R_A \cdot R_B$$

$$R_{cds} = \frac{R_A \cdot R_B}{R_C}$$

圖 1-28　惠氏電橋電路

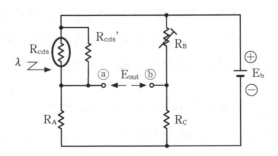

圖 1-29　硫化鎘細胞(CdS cell)插入並聯電阻的壓縮電路

　　在此一電路下R_{cds}的內部電阻值會變大，可利用插入並聯電阻R_{cds}則可抑制輸出信號的變化。另外，此一電路設計也有抑制輸出阻抗的效果，在電路設計上非常有利。此一電路的不平衡輸出電壓E_{OUT}可以表示成以下的式子。

$$E_{OUT} = \left\{ \frac{R_A}{(R_{cds}//R_{cds}') + R_A} - \frac{R_C}{R_+ R_C} \right\} E_b \dots\dots\dots\dots\dots\dots\dots④$$

另外，惠氏電橋放大電路的平衡條件為

$$(R_{cds}//R_{cds}') = \frac{R_A \cdot R_B}{R_C} \dots\dots\dots\dots\dots\dots\dots\dots\dots\dots\dots⑤$$

> ◎ **CdS的γ值可以從不同照度 10 lux 與 100 lux 兩點之間的內部電阻計算出來。**
> ◎ **大γ指數的 CdS 細胞所對應照度的電阻值變化也大。**

1.5.4　硫化鎘細胞(CdS cell)的應用電路實例

　　有關於硫化鎘細胞的基本特性、特徵與使用方法將在後面章節作一併說明，在此先歸納整理地舉出幾個硫化鎘細胞的應用電路實例。

　　在此所舉出的電路實例皆有記載所有的電路常數，有時候會要依照使用負載與元件的參數作稍微變更。

(a) 當有照光時蜂鳴器(buzzer)會鳴叫的電路

　　圖 1-30 所示為當有照光時蜂鳴器(buzzer)會鳴叫的電路實例。在此先設定固定的電壓值：以 Es 為基準可任意設定感應照度的級數。

　　此一電路在設定感應照度也可利用可變電阻R_A來進行，它在輸入部分是由一端硫化鎘細胞(CdS cell)的惠氏電橋放大電路所構成的，因此可輸入各種的修正信號。

　　此一電路的主要用途可以應用防盜、視覺與光遙控裝置。當使用繼電器替代壓電蜂鳴器(buzzer)時，可作為街道路燈的自動點滅器。

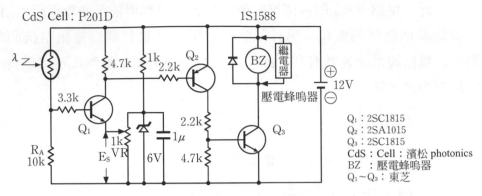

圖 1-30　當有照光時蜂鳴器(buzzer)會鳴叫的電路

表 1-4　CdS 細胞一覽表

● 樹脂封裝型(可見光導電元件)：濱松 photonics

型式名稱	封裝尺寸	最大感度波長 λ_p (nm)	電阻值			γ_{10}^{100} 100～10 lx
			10 lx，2856K		0 lx	
			Min. (kΩ)	Max. (kΩ)	Min. (MΩ)	
5R 型式						
P201D-5R		520	48	140	20	0.90
P380-5R		620	12	36	20	0.85
P722-5R		560	5.3	15	0.5	0.70
P1082-03			13	39	0.2	0.55
P1201		540	20	60	5.0	0.75
P1201-01	5.1×4.3		30	90		
P687-02		620	5	20	5.0	0.70
P1201-04		540	50	200	20	0.90
P1201-06			50	100		
P1241-04		560	3	9	0.2	0.70
P1241-05			8	24	0.5	0.70
P1241-06			5	20	0.5	0.75
P1444		620	10	50	5.0	0.85
P1445			48	140	20	

＜引用＞取自化合物半導體受光元件目錄 Cat. No. KIRDOOO2J01 P11(濱松 photonigs)

表 1-4　CdS 細胞一覽表(續)

● 樹脂封裝型(可見光導電元件)：莫利利卡

系列	型式名稱	明電阻 10 lx(kΩ) 2856K	暗電阻 Min(MΩ)	γ_1^{10} Typ	最大規格	
					消費電力 25℃(mW)	施加電壓 DC(V)
MKY 系列	MKY-54C348	3～20	0.5	0.8	30	150
	MKY-54C48L	6～18	0.5	0.8	30	150
	MKY-54C459M	12～36	1	0.9	30	150
	MKY-54C46	10～20	0.2	0.6	30	150
MPY 系列	MPY-54C69	50～100	20	0.9	60	200
	MPY-54C79	100～200	20	0.9	60	200
	MPY-54C569	20～100	20	0.9	60	200
	MPY-54C679	50～200	20	0.9	60	200
	MPY-54C679L	50～140	20	0.9	60	200
	MPY-76C59	20～50	20	0.9	100	200
	MPY-76C569	20～100	20	0.9	100	200
	MPY-20C48	10～20	1	0.8	500	1000
	MPY-20C59	20～50	2	0.9	500	1000

＜引用＞取自 LDR 光細胞目錄(photo-cell catalog)：SMM 2001A P26.(莫利利卡)

(b) 當周圍變暗時會作自動點滅的標識燈

　　圖 1-31 所示為當周圍變暗時會自動點滅的標識燈，一般在夜間道路工程常會見到燈號標誌作為照明使用的電路設計。該電路設計主要結構包含電晶體的放大振盪電路組合硫化鎘細胞(CdS cell)。在感光電路的動作方面，由於中午時刻照射光量很多，硫化鎘細胞的電阻值很低，因此Q_2的基礎電壓值會下降。當Q_2為"off"時，接續Q_2的Q_3與Q_4也都

會變成"off"。最後將無任何動作，燈號標誌 La 也會自動熄滅。

　　夜間時，由於硫化鎘細胞(CdS cell)沒有入射光而電阻非常高，對於硫化鎘細胞也沒有任何影響，最後硫化鎘細胞呈開路的狀態。因此電路會重覆作動，而燈號標誌 La 也跟著反覆地作點亮與滅的動作。

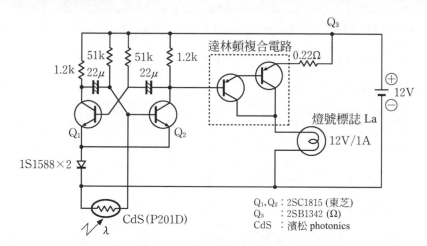

圖 1-31　當周圍變暗時燈號會自動點滅的電路實例。

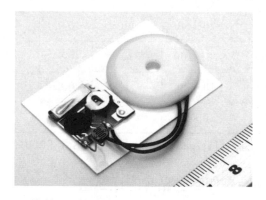

照片 1-5　應用 CdS 的電路設計實例

照片中為應用硫化鎘細胞(CdS cell)電路的電子蜂鳴器之一實例。此電路的主要結構為當周圍到達所設定的亮度值以上時，其硫化鎘細胞(CdS cell)的電阻值就會下降，電子蜂鳴器開始鳴叫。另外，在零件的配置方面，左下端部分百分之九十九是硫化鎘細胞，上端黑色圓圈是 IC，而旁邊是小型水銀電池，右側大的白色圈圈為壓電揚聲器。

紅外線感測器

紅外線感測器的種類有很多種(如照片 1-6 所示)，一般紅外線感測器可以區分為量子型與熱感型兩種。量子型紅外線感測器主要是以光起電力效應的光二極體，以光導電效應的有硫化鉛細胞(PbS cell)與硫化鎘細胞(CdS cell)等。另外，熱感型紅外線感測器主要是以熱起電力效應的熱電偶與以焦電效應為主的鋯鈦酸鉛(PZT)與鉭酸鋰(LiTaO₃)等壓電感測材料。

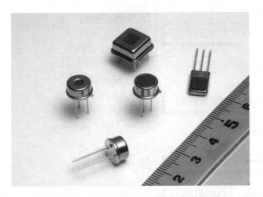

照片 1-6 紅外線感測器(日本陶瓷)

照片中所顯示的為焦電型紅外線感測器(CSL-513, SHA02-54, SSAC10-11, SDA02-54, FEA42-54D)。主要用於自動照明裝置與防盜裝置等應用。

圖 1-32 所示為紅外線感測器之系統分類的各別項目，其中列舉的有感測器名稱與特徵等。

熱感型紅外線感測器的代表是焦電效應。熱感型紅外線感測器的焦電效應對於檢出感度之波長依存性會比較少，無須對偵測元件冷卻的特點。但是，由於檢出感度比較低，因而有應答特性比較遲的缺點。

針對以上問題，光二極體等量子型紅外線感測器之光起電力效應與光導電效應，皆擁有檢出感度高且應答速度快等優點。但是檢出感度對於波長會有依存性，其中對於長波長遠紅外線範圍就必須要有冷卻感測元件等不便處。

因此，若要選出最合適的紅外線感測器，就必須就目的、精度與其他各項條件下作決定。

紅外線屬於電磁波的一種，其波長範圍是在可見光(380nm～780nm)以下的位置。因此性質非常類似可見光。

紅外線遙控裝置與紅外線光電斷路器(photo-interrupter)等檢光的波長範圍為780nm～1.5μm，也就是所謂的"近紅外光"。另外，紅外線之電磁波與波長帶關係已於圖1-2中敘述過，以下一併說明之。

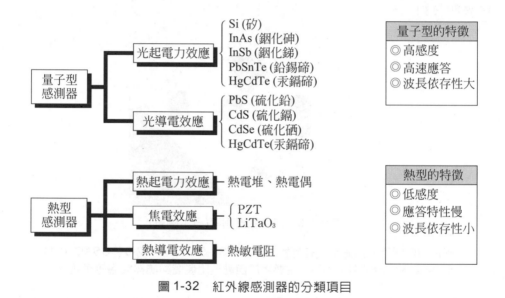

圖 1-32　紅外線感測器的分類項目

1.6.1　有關焦電型紅外線感測器

紅外線感測器大致可區分為量子型與熱感型(焦電型感測元件)兩種。量子型與前面所提到的光二極體在本質上是相同的，以下將詳細地介紹焦電型紅外線感測器。

焦電型紅外線感測器是應用"焦電效應"特性的感測器，所謂"焦電效應"是檢出物體放射出來的紅外線能量。焦電特性的壓電材料，如鋯鈦酸鉛(PZT)等結晶構造會隨著溫度變化，其表面電荷也會跟著變化的一種基本特性。

　　圖 1-33 所示為焦電型紅外線感測器的工作原理示意圖。當溫度改變時焦電元件表面電荷移動的情形。圖(a)為沒有照射紅外線能量而焦電元件表面電荷沒有移動的情況，而圖(b)是當被照射紅外線能量的各種情況。當焦電元件表面照射紅外線時，會如圖所示內部的分極會產生很大的變化，而變化的部分電荷被釋放出來。將電荷取出後而成為紅外線感測器。

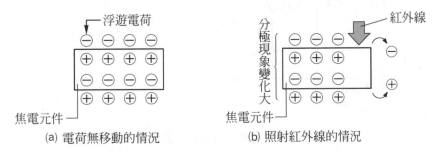

焦電元件　　　　　　　　　　　　　焦電元件
(a) 電荷無移動的情況　　　　　　(b) 照射紅外線的情況

圖 1-33　焦電型紅外線感測器的工作原理

　　圖 1-34 所示為焦電型紅外線感測器的電路結構。圖中包括單一個焦電感測元件的單一元件型、兩個焦電感測元件的雙元件型與四個焦電感測元件的四方元件型。其中兩個焦電感測元件的雙元件型紅外線感測器對於溫度會有明顯變化與在低周波時溫度會劇烈搖晃等性質。

　　因此，焦電感測器的阻抗很高，會影響輸出的信號。一般焦電感測器與場效應電晶體(FET)一起使用，以作為輸出入之間的阻抗變換。

　　圖 1-34 所示為焦電型紅外線感測器的電路結構。將焦電元件與高阻抗的電晶體(FET)連接，而在電晶體的源極(source)一側取出低阻抗的電壓輸出。若將兩個感測元件作差動組合時，可以將劇烈搖晃產生的電荷互相作抵消。但是雙元件型在長距離的檢出會出現二個感測元件之間參差不一的現象，且雜訊比單一元件型高。針對以上問題四方元件型會比較理想，它可以感測人體微小的溫度變化且抑制指向性的型式。

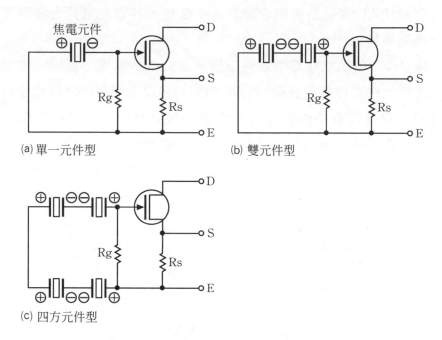

(a) 單一元件型　　　(b) 雙元件型

(c) 四方元件型

圖 1-34　焦電型紅外線感測器的電路結構

1.6.2　紅外線感測器應用電路的實例

　　圖 1-35 所示是應用焦電型紅外線感測器以檢知人體或動物所放射 7～10μm 波長電磁波之應用電路的實例。圖中的感測元件為 SPS220B (FUJICERA)，信號輸出的放大是使用單電源運算放大器LM324。此一放大電路會依人體移動產生交流變化的電壓輸出至 OUT 端子。檢出人體的距離為數 m 之感測元件的輸出電壓為數 mV 必須使用增益(gain)從 60 到 80 dB的放大器，輸入信號不足時就必須要提高放大器的增益(gain)。

　　一般焦電感測器的波長感度帶很廣，依不同使用的目的去選擇合適的窗材(光學濾波 filter)。舉例來說，防竊盜用的警報器是使用7～10μm 波長帶感度的紅外線感測器，火災時則是使用4～5μm 波長帶感度的紅外線感測器。

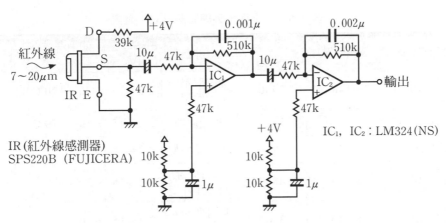

圖 1-35　7～10μm 波長紅外線之檢測電路

專　欄

紅外線遙控裝置

　　日常的生活當中使用的遙控裝置有一半是紅外線遙控裝置。一般最早使用遙控裝置的是電視，之後有錄放映機(video deck)、CD播放機(player)，空調機(air condition)等。

　　要在以上如此多用途使用的遙控裝置就非紅外線莫屬了。紅外線是一種電磁波，它的波長範圍從 780nm～1.5μm 的近紅外線到 100μm～1mm 的極遠紅外線。比以上頻率低的是微波的範圍，遙控裝置是利用近紅外線的波長範圍。

　　遙控裝置除了使用紅外線波長以外，還可以利用電波、超音波等電磁波。但是依據電波法是無法作私人使用的通信，這是因為通信的傳播距離比較長，若用在一般家庭內電氣用品的遙控操作上就有點大材小用。另外，超音波遙控裝置因反射產生的誤動作很多，無法擴充通道(channel)的數目(指令數)。針對以上，紅外線適合於數公尺左右的傳播距離且因反射產生的誤動作也比較少，也比較容易多通道(channel)化。

表 1-5　焦電型紅外線感測器之一覽表

型式名稱	波長範圍	感度 (V/W)	元件型式	供給電壓 (V)	使用溫度 範　　圍	廠商名稱
SSAC10-11	7～14μm	2400	補償型單一 元件型	2.2～15	−30～+70℃	日本陶瓷
SDA02-54	7～14	3400	雙元件型	2.2～15	−30～+70℃	
REP05B	5～14	3900	四方元件型	2.2～15	−30～+70℃	
RE46B	5～14	4860	無方向性 四方元件型	2.2～15	−30～+70℃	
RE200B	5～14	3300	常用型四方 元件型	2.2～15	−30～+70℃	
RE431B	5～14	6450	4元件四方 元件型	2.2～15	−30～+70℃	
SPS133B	7～20	1960	單一元件型	2.0～10	−10～+60℃	富士陶瓷
SPS125B	7～20	2000	雙元件型	2.2～10	−20～+70℃	
SPS220B	7～20	2300	雙元件型	2.0～10	−20～+70℃	
SPS421B/E	7～20/5～20	2200/3000	雙元件型	1.7～15	−20～+70℃	
SPS420B/E	7～20/5～20	2200/3000	雙元件型	1.7～15	−20～+70℃	

＜引用＞取自焦電型感測器目錄, 2002-12-1000, P4 (日本陶瓷)
＜引用＞取自焦電型感測器目錄, 2002.05.0.6SP (富士陶瓷)

　　圖 1-36 所示為紅外線感測器之具體應用電路設計的實例。圖中是檢知火苗使用 SPS531CA(FUJICERA)或 SSAC10-11(日本陶瓷)感測器的電路結構。其中的電路結構是圖 1-35 中紅外線感測器的輸出以高增益(high gain)的交流放大器作信號放大。此時近距離信號輸入的大小使用一、二級的放大電路，長距離檢出就必須使用多段的放大電路。另外，紅外線感測器裝置除了要對輸入信號作放大以外，還必須要有將交流信號轉換成直流、一邊要超過設定值而一邊要作切換(switching)、設定動作時間的定時器、繼電器、放大器與蜂鳴器(buzzer)的驅動電路等電路設計。

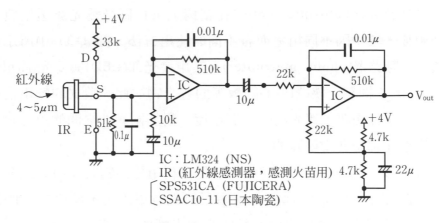

圖 1-36　火苗檢知電路

光斷路器(photo-interrupter)

　　光斷路器(photo-interrupter)在本質上與光耦合器(photo-coupler)是相同的。由於光斷路器(photo-interrupter)具有感測機能，在發光部(LED)與受光部(photo-transister)之間有遮光物的結構(如照片 1-7)。

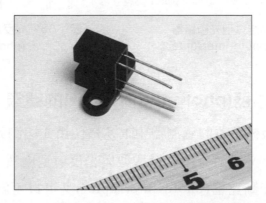

照片 1-7　photo-interrupter(光透過型光斷路器)

光斷路器(photo-interrupter)是將發光部和受光部製作成一體化的構造，因此屬於光耦合器(photo-coupler)的一種感測器所具備之基本機能，兩者皆可以讓物體通過遮光阻擋元件之間而獲得感應訊號的輸出

　　光斷路器(photo-interrupter)在結構上可以區分爲光穿透型與光反射型兩種，其中因不同用途而有不同的使用方法。圖 1-37 中所示爲光穿透型光斷路器(photo-interrupter)，其中發光部(LED)與受光部(photo-transister)之間有一狹縫(slit)圓板等的遮光物。此一型式的輸出信號比較大，幾乎無法要求遮光物的位置精度。對於兩元件之間的遮光物要恰好或小型化都是非常困難的。

　　針對以上問題，如圖 1-38 所示可以利用檢出物體反射光之光反射型光斷路器(photo-interrupter)。因反射光量不固定，反射之間的距離在使用上比較容易發生問題。反射光型光斷路器(photo-interrupter)適用於小型化的感測器，且使用範圍比較廣。

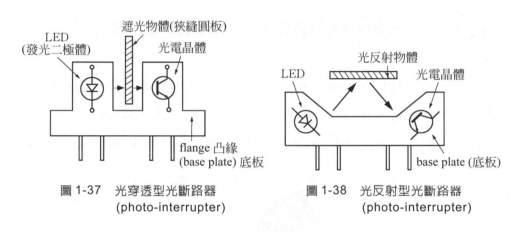

圖 1-37　光穿透型光斷路器
　　　　　(photo-interrupter)

圖 1-38　光反射型光斷路器
　　　　　(photo-interrupter)

1.7.1　光斷路器(photo-interrupter)的種類

　　各式各樣機械裝置的感測器中很多是使用光感測元件。這一類的光感測器依構造上又可區分爲光穿透型與光反射型兩種。

　　光穿透型光斷路器(photo-interrupter)又可以再區分爲長距離用、中距離用與近距離用等三種。光反射型光斷路器(photo-interrupter)則可再區分爲限定反射型、擴散反射型與反覆反射型三種。以上方式依據不同的使用目的與精度選擇使用適當的方法。從數量來看的話，最常使

用的是光反射型，近紅外線與可見光雷射可以應用在很多地方，一般是
長距離用、高精度位置檢出用與高分解能用。

　　舉例來說，涵蓋數十公尺距離的雷射・光感測器，使用平行光發光
二極體(LED)可以檢出僅數十公分近距離的光感測器。另外，在高解析
感測器方面也有可以測定僅 50～200mm 範圍±0.1μm 以下精度的雷射變
位感測器。其他還有使用偏光濾光(filter)透明體的光感測器、正反射與
亂反射的光澤感測器、利用光纖(fiber)的超小型光感測器等。

1.7.2　光斷路器(photo-interrupter)的應用電路

　　光斷路器(photo-interrupter)大部分用在各種機械裝置位置(移動)的
檢出、編碼器(encoder)的感測元件，依據不同使用目的與精度選擇適當
的方法。

　　圖 1-39 所示為利用光斷路器(photo-interrupter)檢出通過物體應用
電路的實例。圖中所使用的是 TLP803(光電子)、TLP822(東芝)等光斷
路器(photo-interrupter)。

　　光斷路器的輸出形式有集極(collector)輸出與射極(emitter)輸出兩
種形式，在電路設計結構上大都採用集極輸出型式，由於集極輸出型式
應答特性可達數十 kHz，可以作為馬達旋轉的感測器使用。

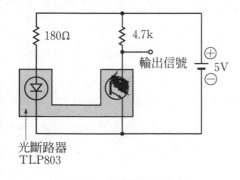

圖 1-39　集極輸出型式

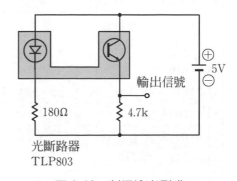

圖 1-40　射極輸出型式

表 1-6　光斷路器一覽表

光電晶體輸出

型式名稱	封裝型式	通道大小 (mm)	狹縫 (slit) 大小 (mm)	電氣特性 (Ta = 25°C) 轉換效率 (%)				最大規格 集極與射極間電壓 (V)
				最小	最大	I_F (Ma)	V_{CE} (V)	
TLP803	2 點螺絲安裝型	5	0.5	2.5	60	20	5	35
TLP853		5	0.5	20	—	10	2	30
TLP507A		3	1	30	440	10	2	30
TLP800A		3	1	10	165	20	5	30
TLP822	1 點螺絲安裝型	5	0.5	5	75	10	2	35
TLP862		5	0.5	30	1200	1	2	30
TLP825		3	0.5	6	90	10	2	35
TLP865		3	0.5	50	2000	1	2	30

光積體電路輸出

型式名稱	封裝型式	通道大小 (mm)	狹縫 (slit) 大小 (mm)	電氣特性(Ta = 25°C) 輸出型態		輸入電流(mA)		
				阻抗大小	開斷集中器 (open collector)	L→H 最大	H→L 最大	V_{CC} (V)
TLP1000A	2 點螺絲安裝型	3	1	○		2.5	—	5
TLP1001A		3	1	○		—	2.5	5
TLP1006A		3	0.5	○		4	—	5
TLP1007A		3	0.5	○		—	4	5
TLP1016		3	0.5		○	4	—	5
TLP1017		3	0.5		○	—	4	5
TLP1002A	1 點螺絲安裝型	5	1	○		3	—	5
TLP1003A		5	1	○		—	3	5
TLP1024		3	0.5		○	4	—	5
TLP1034		3	0.5	○		4	—	5

<引用> 取自光感測器產品導覽 2001-9, P16, P19 (東芝半導體公司)

　　圖 1-40 所示是使用與光斷路器相同電路設計的實例。圖中信號的輸出是取自射極(emitter)側。圖 1-40 在基本特性上與圖 1-39 的電路大致相似，入射光與輸出的信號是同相位，且電壓利用率部分很低。由於此一電路設計沒有設定基礎電壓，並非是完全恰好的射極隨耦器(emitter follower)。

　　光斷路器的受光部應答速度很快，也有輸出電壓比較大的光積體電路型式，必須要有相對應的使用方法。以下舉出幾個使用光積體電路型式光斷路器的一覽表。

1.8　太陽能電池(solar cell)

　　太陽能電池(solar cell)是將光能轉換成電能的一種轉換器(transducer)，如照片 1-8。太陽能電池的工作原理與光二極體之光起電力效應相同。

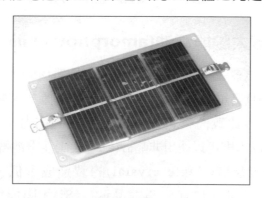

照片1-8　太陽能電池板

太陽能電池作為無污染的能源源頭，被廣泛地應用在太陽能汽車、太陽能房屋、空調設備、計算機和其它電氣製品上。這裡所提到的太陽能電池是由 Si 單結晶型所構成，另外，也有非晶質的 a-Si 類型。

　　由於，太陽能電池最主要是輸出電能，因此能源轉換效率就是一個關鍵。光二極體由光轉換成電量的信號，必須要求應答特性。若從比較嚴謹的角度來看，內部構造就有很大的差異。光二極體與太陽能電池都是屬於光起電力效應元件的一種，於是太陽能電池也可以作為光感測器使用。

因此，太陽能電池是用"電池"名稱而給與符號的，但是太陽能電池無法像乾電池一樣蓄積電能。

圖 1-41 所示為太陽能電池的概要圖。從圖中可以明確地看出太陽能電池與光二極體的區別。

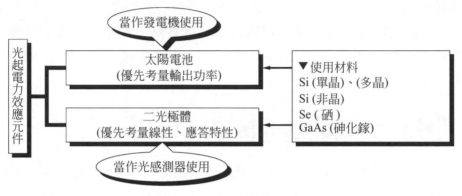

圖 1-41　太陽能電池的概要

1.8.1　非晶矽太陽能電池(amorphous silicon solar cell)

太陽能電池依結晶結構可以區分為非晶質(amorphous crystal)、多晶質(polycrystal)與單晶矽(single crystal)幾種，太陽能電池最大的缺點是在於發電成本比較高且也無法取出較大的電力。

若優先考慮成本則可以使用非晶矽(a-Si)太陽能電池轉換器(transducer)。非晶矽(a-Si)比單晶矽(single crystal)的製造成本低，且適合大面積與任意形狀的產品。圖 1-42 所示為非晶矽(a-Si)太陽能電池的工作原理與構造圖。從圖中可以看到非晶矽(a-Si)太陽能電池很類似光二極體。

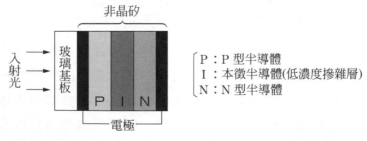

圖 1-42　非晶矽(a-Si)太陽能電池的工作原理與構造

太陽能電池

　　太陽能電池(solar battery 或 solar cell)是將光能轉換成電能的一種轉換器(transduder)。太陽能電池的工作原理與光感測器一樣都是輸出能量的轉換器，因此能源之轉換效率是一關鍵問題。

　　光感測器(光二極體)將光能轉換為電子信號與應答特性是關鍵的問題。嚴格來說，太陽能電池與光二極體的內部構造有很大的差異。但是，都是屬於光起電力效應元件，所以太陽能電池也可以作為光感測器使用。

　　太陽能電池是以詞尾的電池當作為名稱，然而太陽能電池與一般電池卻是完全不同。太陽能電池無法如同乾電池一樣貯儲電能。

　　表 1-7 所列的為非晶矽(a-Si)太陽能電池與單晶矽太陽能電池的比較。從表中可以瞭解到非晶矽(a-Si)太陽能電池的分光感度接近於人眼視覺感度，這表示與人眼相同的光接收方式。因此可以應用於照度計、照相機的曝光計等產品。

表 1-7　非晶矽太陽能電池與單晶矽太陽能電池之比較

使用元件 比較項目	a-Si (非晶矽)	Si (單晶矽)
輸出效率 (光電轉換效率)	4～12%	15～20%
分光感度特性	接近視覺感度	接近於紅外光的速度(800～900nm)具有廣波長帶的波長感度450～1100nm
元件的厚度	1μm 以下的非晶矽	200～510μm 的單晶矽
使用壽命與信賴性	由於是非晶質，因此當遇到強的入射光時元件易劣化。	由於是單結晶，因此是半永久性的特性。
其他	可製作成大面積與彎曲的構造。製造成本較便宜	不易製作成大型的元件。一般而言價格比較高。

電荷耦合型(charge-coupled Device，CCD)影像感測元件

所謂 "電荷耦合型(charge-coupled Device,簡稱爲 CCD)" 影像感測器是將一次元或二次元的光學影像轉換成時間電子信號的一種光感測器。影像感測器(image sensor)有使用眞空管型式與固態半導體型式兩種。但是，除非有特殊限定的使用方法，否則一般大都採用固態半導體型式影像感測器。固態半導體型式影像感測器具有小型、輕量、低電壓、低消費電力等優點。

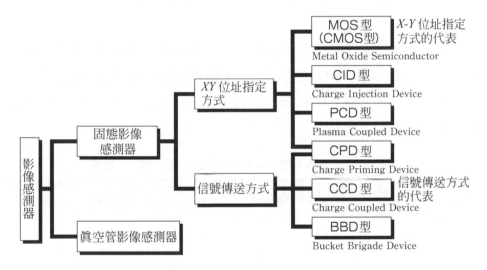

圖 1-43　影像感測器的種類

　　圖 1-43 所示爲影像感測器的種類。圖中依 XY 位址將各個畫素產生的信號依電晶體作選擇性讀出方式，剛開始的是金氧半導體(MOS)型，之後有電荷注入(Charge Injection Device，CID)型與電漿耦合(plasma coupled device，PCD)型等。電荷耦合型(CCD)與貯體隊伍裝置型(bucket brigade device，BBD)影像感測器之信號傳送方式是將各個畫素的輸出

信號同一時間轉換成電荷傳送元件(CTD)並依信號順序讀出。

　　一般影像感測器是由光電轉換部、電荷蓄積部與電荷讀出部等三個主要部分構成的，以上無論是那一種感測元件都是使用光二極體作檢出。

　　圖 1-44 所示為影像感測器的信號傳送方式與地址指定方式之基本結構比較。實際上，影像感測器都是用超大型積體電路技術(VLSI)製程高密度地被集積化。

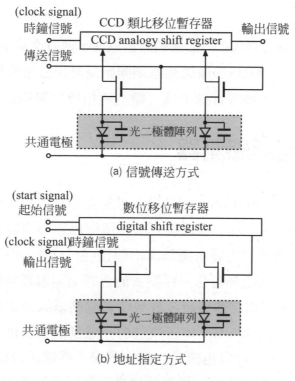

(a) 信號傳送方式

(b) 地址指定方式

圖 1-44　影像感測器基本結構的比較

　　固態半導體影像感測器是在矽半導體基板上將陣列狀大量的光電轉換元件部分與信號讀出部分作集積化，在一次元影像感測器方面的主要用途有傳真機(FAX)、複寫機的讀取、非接觸量測與位置量測等。另外，在二次元影像感測器方面的主要用途有影像讀取裝置、電視照相機的影像感測元件等。

影像感測器(image sensor)的種類很多,例如,電荷耦合(CCD)影像感測器爲固態半導體型中依位置作信號轉送的方式。影像感測器的內部構造是由光二極體依陣列排列(array)的光電轉換部、電荷轉換部與電荷讀出部份所構成的。對於電荷耦合(CCD)照相機解析度(畫素)來說,畫素的總數量是很重要的,以 1/6 英吋面積大小可以實現 6.8 萬畫素,以 1/3 英吋面積大小可以實現 41 萬畫素,以 2/3 英吋面積大小可以實現 200～400 萬畫素。

除了電荷耦合型(CCD)影像感測器以外,還有金氧半導體型(CMOS)影像感測器等,CMOS影像感測器剛開始是應用於家庭用攝影機,之後就廣汎地被用在手機等行動工具、微型照相機與醫療設備等。

1.10 色彩感測器

色彩感測器(color sensor)是白色可見光中檢出特定波長帶的一種光感測器,如圖 1-45 所示可以區分爲集積型色彩感測器與多層型感測器兩種。色彩感測器的主要用途爲識別顏色(色彩)用、攝影機等的白色平衡(balance)用。以上無論那一種型式的色彩感測器都是使用光二極體。

圖 1-46 所示爲集積型與多層型色彩感測器的基本特徵之比較。集積型色彩感測器將 R、G、B 三原色的光感測器一體化,其主要結構是分解成 R、G、B 三片彩色濾光片與三個光二極體組合而成。

R、G、B三原色之分光感度特性幾乎是同等的處理,由於可以將原本白光適切分解成 R、G、B 三原色光,可以實現包含中間色之 12 色以上的色彩識別。

多層型色彩感測器是利用光二極體接面的深度來區別不同分光感度的特性。如圖 1-8 所示前面說明過光二極體的基本特性,當波長變長所有的光子都可入射進入半導體內部的基本性質。

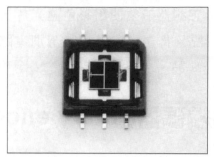

照片 1-9　R、G、B 三原色之色彩感測器

照片中的實例為 S 7505-01(濱松 photonics)

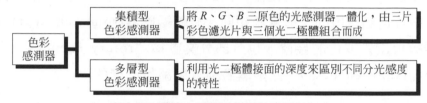

圖 1-45　色彩感測器的種類

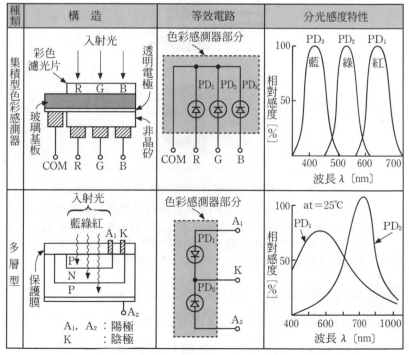

圖 1-46　集積型與多層型色彩感測器的比較

1-63

因此多層型色彩感測器無須使用彩色濾光片，而且光二極體元件的數目也會變少是其優點。但是，由於色彩辨別電路比較複雜，因此必須要有溫度補償電路等缺點。

 旋轉編碼器(rotary encoder)

旋轉編碼器(rotary encoder)如照片 1-10 所示是將轉軸的旋轉角度轉換成數位信號的一種轉換器。編碼器(encoder)是一種符號化的裝置，常與數位電路使用的一般用語相同。旋轉編碼器(rotary encoder)是可以將旋轉角度數位化的裝置。也有部分文獻稱 "rotary encoder" 為轉軸編碼器(shaft encoder)，此兩個名詞意思都是一樣的。

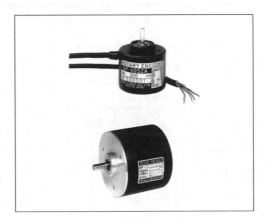

照片 1-10 旋轉編碼器(rotary encoder)(小野測器)

旋轉編碼器(rotary encoder)是將旋轉角度轉換成電子數位信號的一種轉換裝置。旋轉編碼器可以區分為光學之光斷路器與磁性之磁阻(MR)元件兩種。照片中的實例為光學之光編碼器(photo-encoder)型號 SP-405ZA(上)，型號 RP432Z(下)。

一般來說，旋轉編碼器(rotary encoder)依輸出信號可以區分為增量型(incremental)、絕對型(absolute)與混合型(hybrid)三種。然而，旋轉編碼器(rotary encoder)所使用的感測元件有發光二極體(photo-diode)

與光電晶體(photo-transister)的組合體、發光二極體(photo-diode)與光
積體電路(photo IC)的組合體、與雷射二極體(laser-diode)與光積體電
路(photo IC)的組合體等。在磁性感測方面有著磁圖像型(pattern)與磁
阻抗效應元件(MRE)。

1.11.1　增量型與絕對型旋轉編碼器

　　增量型旋轉編碼器(incremental type rotary encoder)是將所對應旋
轉軸的迴轉角度以連續脈衝信號的型式輸出。增量型旋轉編碼器是以輸
出脈衝信號的累積數值而得到迴轉角度。絕對型旋轉編碼器(absolute
type rotary encoder)是將所對應旋轉軸的迴轉角度變化以二進位法編碼
(code)的型式作輸出。絕對型旋轉編碼器可以檢出絕對位置,當有外部
雜訊混入或電源切斷且有反覆的情形時,即可立即性地作位置的檢出,
其主要缺點是構造比較複雜且價格比較昂貴。

1.11.2　增量型旋轉編碼器的結構

　　圖 1-47 所示為增量型的構造。圖中有垂直於迴轉軸的符號板,還
有一系列光斷路器。增量型編碼器的基本動作原理是將發光二極體所發
出的光線透過符號板作媒介將角度信號輸入至光積體電路(photo IC)中,
並轉換成數位信號的方式。

　　增量型旋轉編碼器之基本動作中光積體電路 AB 相位之信號的輸出
情形如圖 1-48 所示。由於 A、B 信號具有90度的相位差,因此有如圖
1-48 所示的輸出。

　　增量型旋轉編碼器之基本動作中Z相位之信號為迴轉軸每旋轉一周
時,會輸出 1 Pulse/Rev的輸出信號,主要是作為決定旋轉位置的原點。
單單作為迴轉數感測器使用時使用一組的光斷路器即可,若還要判別正
逆轉與決定位置之控制時就必須要有A相、B相與Z相的三組光斷路器。

增量型旋轉編碼器的主要用途是檢出迴轉角、迴轉方向與迴轉數。具體的應用實例有各種工作機具、自動組裝機、角度計、迴轉計、機械手臂與各種定位裝置等。

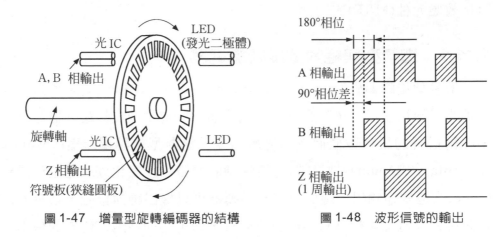

圖 1-47　增量型旋轉編碼器的結構	圖 1-48　波形信號的輸出

1.11.3　旋轉編碼器的性能

旋轉編碼器(rotary encoder)是檢測迴轉角度的重要感測器,在高精度化方面使用雷射二極體與光積體電路(photo IC)。大部分旋轉編碼器的檢出方式是將雷射光的反射與電子信號作有效性內插法的應用,使用的透鏡與符號板必需要具有高度的光學技術。

表 1-8　旋轉編碼器(rotary encoder)的一覽表

RN 系列(Nikon)
●主要型式

標準輸出脈衝數	9000, 10000, 10800, 18000	
輸出信號波形	90°相位 2 相矩形波	
輸出型式	線性驅動	5V 單一電源動作 最高應答頻率 200KHz
供給電源	DC5V±5% 200mA 以下	
使用溫度範圍	0℃～＋50℃	
尺寸大小	外徑 96mm　高 94mm	

表 1-8　旋轉編碼器(rotary encoder)的一覽表(續)

RD 系列(Nikon)
●主要型式

標準輸出脈衝數	1000, 2000, 2048, 3600, 5000, 5400	
輸出信號波形	90°相位 2 相矩形波	5V 單一電源動作 最高應答頻率 200kHz
輸出型式	TTL	
供給電源	DC5V±5% 150mA 以下	
使用溫度範圍	0℃～＋ 50℃	
尺寸大小	外徑 66mm　高 90mm	

<引用> 取自旋轉編碼器(rotary encoder)目錄 2003.3 2CJ-EBMH-3(0303-02)T, P3(仙台 Nikon)

　　舉出一實例，若外徑 $100\sim120\phi$ 的編碼器可以實現電子信號分割 1 秒的分割精度。若使用線性型式之半導體雷射波長在 200nm 以下可以量測到 $0.05\mu m$。但是，絕對精度卻是低了一點只有 $\pm0.3\mu m$。

　　在磁場方式的感測器方面，目前在市面上有複合多感測頭檢出磁阻式(MR)、比較式(comparator)與合併電子信號內插法多脈衝式等。以目前來看，旋轉角度的分割數只有光學式的才有。

表 1-9　旋轉編碼器(rotary encoder)RE20F 型的一覽表

■型式一覽表

解析能力	輸出相位	型　式
100 (P/R)	1 相	RE20F-100-100
300 (P/R)		RE20F-300-100
100 (P/R)	2 相	RE20F-100-200

表 1-9 旋轉編碼器(rotary encoder)RE20F 型的一覽表(續)

■標準型式

●基本電性

主要型式	1 相	2 相
元件最大電流	最大 45mA(25℃)	
輸出波形	近似正弦波	
輸出相位	A	A, B
解析能力(P/R)	100, 300	100
A, B 相位差	−	90° + 45°
最大應答頻率	−	12kHz
輸出信號	最小 150mV$_{p\text{-}p}$	最小 1V$_{p\text{-}p}$
輸出信號振幅變動率	最大 40%	
光源	LED	

●機械特性

起動轉矩	最大 0.05mN/m {0.5gf-cm}
慣性時間	最大 0.2g·cm^2
旋轉軸重 (安裝時) 徑向方向	最大 1.96N{200gf}
推力方向	最大 4.9N{500gf}
質　量	約 15g

●環境特性

使用溫度範圍	0～50℃
保存溫度範圍	− 20～80℃

■外形尺寸圖

● RE20F

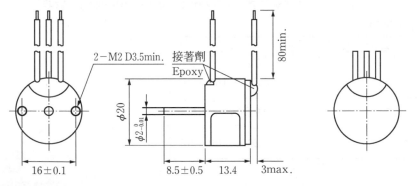

<引用> 取自 COPAL ELECTRONICS 小型 2 相輸出的旋轉編碼器(rotary encoder) (日本電產 copaler 電子)

1-68

光感測器的機能與範圍

　　光感測器(photo sensor)產品中，有發光二極體(photo diode)、光積體電路(photo IC)等，還有包括從零組件到組合各式零組件的單元階層(unit level)、系統階層(system level)。為了使讀者能夠更深一層的瞭解，以下作詳細的說明。

　　圖 1-49 所示為光感測器的機能與使用範圍的彙整。圖中所列舉的為各種感測器之封裝密度(集積度)、元件名稱(element)、單元名稱(unit)等。光感測器與零組件包括感測元件單體、零組件複合化之感測陣列(sensor array)、電晶體與積體電路(IC)、其他還有感測元件中增加輔助零組件。

　　針對以上，單元級(unit)光感測器從最早的光遙控開關、測長儀與位置檢出裝置等儀器。以上以比較簡單的方式表現時，單元級(unit)零組件包括檢出元件、信號處理裝置、外部機能的設定裝置、各種顯示裝置與電源電路等，最後製作於同一框體內成為高完成度量測儀器。

　　圖 1-49 中在系統階層(system level)有量測儀器與 TV 照相機、各種測光計等。若擴大解釋以上各種感測器時，也許可能會有系統階層(system level)的感測器出現。

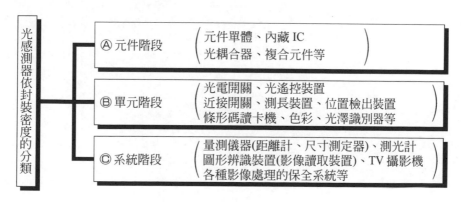

圖 1-49　光感測器的機能與範圍

　　但是以上所說的是非常特殊的情況，一般來說是(A)部分為元件階層(element level)與(B)部分為單元階層(unit level)的光感測器。因此，(C)部分被定位在感測器的系統階層(system level)範疇裡。

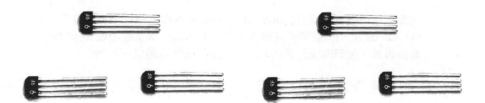

2.1 有關磁感測器

　　磁能與光、聲音是不相同的，它無法依人類的感覺器官作檢知。但是，磁能(磁力線)存在於地球上的每個地方，它對於人類的身體也多少會有影響。

　　因此，人類的眼睛與耳朵無法感覺到的磁能，還是可以利用各種物理現象間接地感覺與知覺，而要實現以上的感覺與知覺就要靠磁感測器。

　　市面上有很多種類的磁感測器，依使用目的與要求精度選擇合適的磁感測器。在各種磁感測器中感度最高的是利用約瑟夫遜(Josephson)的超導量子干涉元件(SQUID)。使用超導量子干涉元件(SQUID)磁感測器可以檢出10^{-12} [T](特斯拉tesla)的微弱磁能。若不需要如此高的感度，也可以使用霍爾效應(Hall effect)磁場感測器可以檢出10^{-7} [T](特斯拉tesla)的磁能。

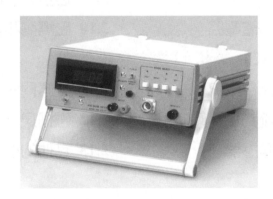

照片2-1　磁場感測器(Gauss meter)的一個應用實例

高斯或磁場強度量測計(gauss meter)有很多種，照片中為將霍爾元件(Hall device)作磁場強度檢出用的磁感測器。除此高斯磁場強度量測計以外，還有磁通計測(flux-gate)型與磁場振盪型等不同的型式。

　　磁力線的集合體稱為"磁束"，若將磁束以符號"Φ"表示，磁場強度之磁束密度 B 在垂直磁場或磁力線方向的面積為 S，則通過面積 S

的磁束Φ可以表示以下的式子：

$$\Phi = BS \dotfill ①$$

其中，磁束或磁力線的單位爲韋伯[Wb](Weber)，磁束密度的單位爲每平方公尺韋伯[Wb/m²]。另外，1[Wb/m²]等於 1 特斯拉[T]。

2.1.1　兩種磁感測器

　　磁感測器是以磁能作爲檢出對象之感測器的總稱。磁感測器可以區分爲應用電磁誘導作用的磁感測器與應用電流磁場作用的磁感測器兩種。

　　電磁誘導作用主要是使用變壓器(transformer)與線圈(coil)等元件的磁感測器，使用電磁誘導作用有磁頭、差動變壓器、渦電流近接感測器、磁柵尺(magnescale)等。電流磁場作用的應用包括霍爾元件(Hall device)與磁阻元件(MR device)，電流磁場作用也被稱爲"磁電轉換作用"。

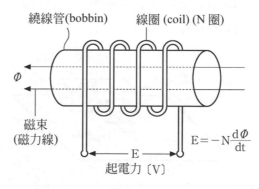

圖 2-1　電磁誘導作用(法拉第(Faraday)的電磁誘導原理)

　　圖 2-1 所示爲電磁誘導作用的說明概要圖。圖中所示纏繞數圈的線圈(coil)產生磁力線的示意圖。其中，E[V]爲依線圈(coil)感應誘起電力的大小而表示成以下的式子：

$$E = -N\frac{d\Phi}{dt} \quad\text{.....................................}②$$

其中，N 為線圈的圈數，Φ為線圈垂直方向磁束數。由第②式中可以求出感應誘起電力是磁束對時間的微分，但是無法檢測出靜態磁場。

　　針對以上，依電流磁場作用從靜態磁場到交替磁場皆可以檢出。另外，有關電流磁場作用將在下一節中說明。

2.1.2　關電流磁場效應

　　在電場的作用下，固體內部電子所受的作用力可以表示成以下的式子：

$$f = qE \ [N] \quad\text{...}③$$

其中，f是固體內部電子所受的作用力，q是電子的帶電荷，E是電場強度[V/m]。

　　圖 2-2 所示為電流磁場效應，圖中固體內部電子受到外部磁束 B 而得到如圖中 b 方向的作用力。

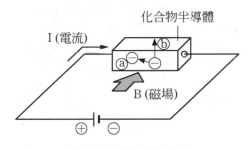

圖2-2　電流磁場效應

　　若電子速度為 v，依據磁場 B 作用下電子的作用力 f 可以表示成以下的式子：

$$f = qv \times B \quad\text{..}④$$

公式④中的 f 是電子受磁場 B 作用下所產生的力，此力稱為洛倫茲力

(Lorentz force)。洛倫茲力的方向是依弗勒明(Flemming)左手法則的爲基準。

　　根據前面所介紹電場作用下與磁場作用下電子所受的作用力，也就是在固體內部電子的作用力 F 可以表示成以下的式子：

$$F = qE \quad + \quad qv \times B \dotfill ⑤$$

$$\uparrow \qquad\qquad \uparrow$$

第 1 項(電場)　第 2 項(磁場)

公式⑤中等號右邊第 2 項是依磁場所產生的洛倫茲力(Lorentz force)，洛倫茲力(Lorentz force)的反作用力會產生霍爾起電力或電壓(Hall voltage)。

　　電流磁氣效應是電流與磁場相互之間產生的物理現象。將電流磁場效應的物理現象應用時就成爲霍爾元件(Hall device)與磁阻元件(MR device)。

2.1.3　磁場強度與磁感測器

　　在我們的身邊且與生活息息相關之磁能的種類有很多，若只提到單一種磁感測器並不能代表所有的磁感測器。舉例來說，微量磁場的檢出一般的值大約是 $0.01 GAUSS(1 \times 10^{-6} [T])$。

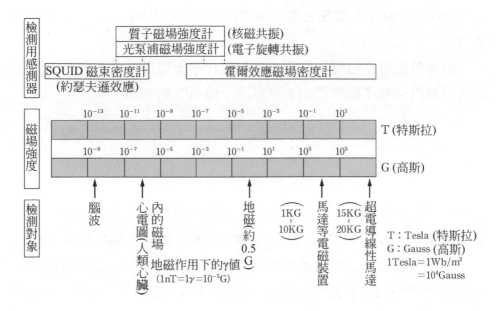

圖 2-3　磁場強度(level)與磁感測器

在自然界中還有很多更低微量的磁能。圖 2-3 所示為磁場的級數(level)與其對應感測器的名稱。從圖中可以知道，馬達與一般電磁裝置的磁場強度是從 1×10^{-1} [T]到 1×10^{1} [T]，一般居住環境的地磁強度或地球磁場為 5×10^{-5} [T]。

若要測量比 5×10^{-5} [T]更低的磁場強度，例如都市裡人工磁場雜訊可以達到 1×10^{-10} [T]，它可以測量人體心臟流動的心磁圖。

無論使用那一種感測器來測定如此低的磁場強度，都算是比較特殊的，例如可以使用應用約瑟夫遜(Josephson)效應的超電導量子干涉裝置(SQUID)磁感測器。

2.1.4　磁感測器的種類

磁感測器有很多種類，自動控制用的感測器應用了電磁誘導作用，當然也有應用電流磁場作用(磁電轉換元件)。至於其他種類的磁感測器內藏有很多零組件，例如感測元件與信號放大器、電源、信號輸出與輸出顯示等。磁感測器依各種不同的使用狀況與第一章所介紹的光感測器略有不同。

　　磁氣感測器主要的應用產品有各種極限開關(limit switch)、近接感測器(近接開關)、旋轉體的速度檢出、各種物流系統的資料檢出與信號耦合器度(signal coupler)等。

　　一般磁感測器沒有像光感測器中影像感測器所具有完整的功能，即使在粉塵中、油墨(oil mist)等惡劣環境下，即使簡單的結構仍保有高的性能之特徵。

　　表 2-1 所示為磁感測器不同種類的彙整表。

　　表中以控制用感測器的①電磁誘導作用與②電磁轉換作用的應用最廣。其它的磁感測器只跼限在部分用途上。

　　磁感測器如前面說明的是以磁能作為檢出對象，它的應用有電磁誘導作用的磁頭、差動變壓器、測速(轉速)發電機(tachogenerator)與渦電流檢知線圈(coil)等。應用電磁轉換作用(電流磁場效應)的磁感測霍爾元件(Hall device)、磁阻元件(Magneto-Resistive Effect)等。

表 2-1　磁感測器的種類

磁現象(作用)	感測元件的種類
①電磁誘導作用	磁頭、電流‧變壓器、差動測速發電機、渦電流式近接感測器、磁性刻度、分相器磁氣飽和元件、差動變壓器、感應式轉換器
②電磁轉換作用 (電流磁場效應)	磁電晶體、霍爾元件(Hall IC) 磁二極體(magnet diode) 磁阻元件(半導體磁阻元件、強磁性體磁阻元件)
③磁吸引觸動作用	讀取開關(讀取繼電器) 磁針(compass)、磁石、磁性流體(磁性粉末)
④超電導作用	超導量子干涉元件(SQUID)(約瑟夫遜裝置)
⑤核磁共振作用	光幫浦(pumping)型、質子型(proton)
⑥磁‧光作用	陀螺儀(磁泡) (使用濾光的光法拉第效應)
⑦磁‧熱作用	熱‧導磁(thermo‧Ferrite)、恆溫器、溫度繼電器
⑧磁偏現象 (彈性波利用)	磁偏感測器 (比一般磁感測器來說量測長度更長)

　　電磁誘導型磁感測器是輸出電壓對時間的微分值，而且是隨著磁束之時間變化作等比例的輸出。因此，當靜磁場到最後無磁束變化時就無法檢出磁場。針對以上問題，而有開發出電磁轉換型磁感測器的方式，它是依電流與磁場相互間產生作用力也就是 "洛倫茲力(Lorenz force)" 的物理現象。

　　所謂 "洛倫茲力(Lorenz force)" 是當電子或帶電荷粒子在磁場作用下運動所受到的電磁力稱為洛倫茲力。帶電荷粒子運動也就是一種電流,因此在導體內部所流通的電流也是受到相同的電磁力。在此一情況下，當帶電荷粒子以速度V運動時，單位時間所移動的距離相當於速度V，磁場強度H的作用下與磁場垂直的速度V移動時，電荷q所受的電磁力F可以表示成以下的式子：

$$F \propto Hil \quad\text{⑥}$$

其中，電流i是相當於電荷，導體長度l是相當於移動速度V。

2-8

2.1.5　電流磁場效應元件

　　應用電磁轉換作用的磁感測元件稱為"電流磁場效應元件"，其所選擇的化合物半導體材料是以電子移動率(變動性)大的為主，或者是強磁性金屬等的電磁轉換元件。最具代表性的磁感測元件有磁阻元件(MR device)與霍爾元件(Hall device)。

　　一般稱"霍爾元件(Hall device)"的電流磁場效應為"霍爾效應(Hall Effect)"，以與"磁阻效應(Magneto-Resistive Effect)"作區別。對鎳(Nickel)·鈷(Cobalt)等強磁性金屬與銦(Indium)·銻(Antimon)等金屬形成的化合物半導體施加磁能，則化合物半導體的內部阻抗與輸出電壓會變化的現象可以作有效的應用。應用"電流磁場效應"的磁感測器具有非常良好的應答特性，同時也可以檢出靜態的磁場。因此，感測的頻率特性從靜態磁場到數MHz的範圍，而且具有穩定輸出的特性，可說是非常好用的感測元件。但是，在安裝電流磁場效應元件時，必須要考慮頻率會受到集磁體的特性影響而降低。

　　另外，還有利用線圈(coil)產生的電磁誘導作用也可以對應磁束的變化而改變其輸出，但是無法檢出靜態磁場是其主要的缺點。依電磁誘導作用之磁場飽和型磁感測器卻可以檢出靜態磁場，但是無法對應到高頻率的特性，檢出的磁場範圍也不廣。如圖 2-4 所示為"電流磁場效應元件"的種類。表 2-2 所列為磁阻效應元件(Magneto-Resistive Effect device，簡稱MR device)主要用途的一覽表。

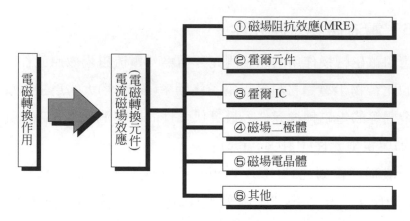

圖 2-4　電流磁場效應元件的種類

表 2-2　磁阻效應元件(MR device)的各種主要用途

MR元件的主要用途	近接開關(非接觸式開關)
	速度檢出器(頻率發電機)
	旋轉角檢出器(增量型、絕對型、絕對增量編碼器)
	位置檢出器、電位計(potentiometer)(線性型、旋轉型)
	圖像(pattern)辨識感測器(使用磁性墨水印刷物的識別)
	電子鎖(lock)裝置(磁卡、磁石鑰匙等)
	磁卡讀卡機(reader)
	馬達(轉軸(rotor)磁極、速度檢出複合感測器)
	薄膜磁頭
	磁感測器(超電導磁阻抗元件)、其他

2.1.6　經常使用的磁感測器

　　磁感測器的種類有很多，經常使用到有利用電磁誘導作用的磁感測器之產品，例如，磁頭、渦電流式近接感測元件、磁場飽和元件與差動電壓器等。另外，利用電流磁場效應(電磁轉換作用)的磁感測器，則有霍爾元件(Hall device)、霍爾積體電路(Hall IC)、磁阻元件(MR device)等。

　　磁感測器依據不同用途又可以區分為檢知磁能的感測器、檢知物體用的近接感測器、測量尺寸大小與距離的磁柵尺(magnescale)二種。前者包括霍爾積體電路(Hall IC)、磁阻元件(MR device)、磁頭、磁場飽和型感測器等。後者包括差動變壓器、感應式轉換器與磁柵尺(Magnescale)等。

　　◖專　欄◗

人類的器官是否具有磁感測器？

　　光、聲音、壓力、溫度、味覺等是人類的五種感官所感知的對象。但是，其中卻是沒有與磁能有關且適當的感覺器官或感測器。

　　如果用指南針(compass)等儀器來檢測磁場時，地球是依北極與南極分別形成一個帶有 S & N 磁場的一個天體。人類無論是從早晨到夜晚，經過了幾十年、幾百年甚至幾千年，依然能夠生存在此一磁場能量之中。人類經過了地球無數次的環境變遷以後，會作常識性的思考"到底磁場能量會對人類造成什麼樣的影響？"

　　到底人類在本能上就無法感知磁場能量嗎？……答案是"不，NO"。有一些報告顯示有幾個實例可以證明人類可以感知磁場能量，在我們周遭生活的例子如人類具有方向感。當人對於環境不熟而迷路時，又找不到該去的地方，此時便可以利用公車來指引方向帶領你去到想去的地方。但是如此的方法會降低人體對磁場(compass)的感知能力。一般對於磁場(compass)感覺敏銳的動物，有公鹿、候鳥、如鮭魚與鯊魚等魚類。

　　渦電流式近接感測器一般使用含鐵金屬之導磁類材料，另外也可以使用如鋁類等非鐵金屬。因此，渦電流式近接感測器的應用範圍很廣。

　　例如，以磁阻元件(MR device)作為感測元件的磁感測器可以檢出±1μm的變位量，磁場飽和型磁感測器則可以檢出更微小至±0.1μm變位量。

2.2 讀取開關(read switch)

　　磁感測器的種類有很多，一般經常使用到讀取開關(read switch)。所謂 "讀取開關(read switch)" 是磁性體結構的一組讀取片，並將惰性氣體一併地封入玻璃管內，依據外部磁場產生的磁力進行一連串開與關的動作。

　　讀取開關(read switch)的優點是以磁能為媒介，可以非接觸的方式從數mm的距離進行作開與關的操作。此一動作是非常高速的，它具有500Hz的應答特性。因此，可以考慮廣泛地應用在機電整合方面。

　　讀取開關(read switch)的讀取頭是由外部磁場以非接觸的方式進行開關動作，由於一般接點容量很小，無法作大電流的開閉。在1A以上大電流的開閉就必須要作放大。一般讀取開關(read switch)可通過 0.3 [A]至 1[A]的電流。圖 2-5 所示為讀取開關(read switch)的構造圖。表 2-3 所示為市面上讀取開關(read switch)的基本特性，從表中可知接點容量小於1A，而最大驅動頻率低於500Hz。

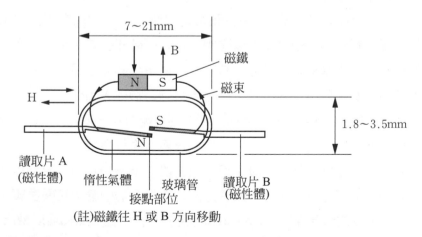

圖 2-5　讀取開關(read switch)的構造

表 2-3　讀取開關(read switch)的特性

品　名	感應值 [AT]	開放值 [AT]	初期接觸電阻值 [mΩ]	最大通電電流 [A]	共振頻率 [Hz]
ORD211	10〜40	5 以上	100 以下	0.3	
ORD213	10〜40	5 以上	200 以下	0.3	
ORD221	10〜30	5 以上	100 以下	1.0	
ORD228VL	10〜50	5 以上	100 以下	1.0	
ORD229	20〜60	6 以上	100 以下	2.5	
ORD2210	15〜60	7 以上	100 以下	2.5	
ORD2211	20〜60	8 以上	100 以下	2.5	
ORD2212	15〜45	RLS/OP > 0.8	100 以下	0.5	
ORD234	15〜60	6 以上	100 以下	2.0	
ORT551	10〜30	4 以上	100 以下	0.5	

品　名	感應值[AT]	開放值[AT]	初期接觸電阻值[mΩ]
ORD211	500	300 以下	50 以下
ORD213	500	300 以下	50 以下
ORD221	500	400 以下	50 以下
ORD228VL	500	400 以下	50 以下
ORD229	500	600 以下	50 以下
ORD2210	500	600 以下	50 以下
ORD2211	500	600 以下	50 以下
ORD2212	500	400 以下	50 以下
ORD234	500	500 以下	50 以下
ORT551	200	1000 以下	500 以下

＜引用＞ http：//www.osdc.co.jp/jpn/productl.html(沖感測元件)

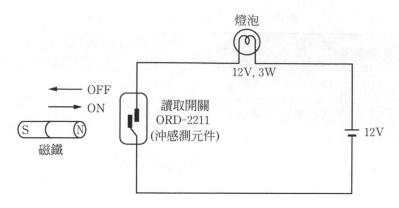

圖2-6 依磁鐵感應的讀取開關(read switch)點亮燈泡的電路實例

圖2-6中所示為依磁束感應的讀取開關(read switch)點亮燈泡的電路實例。圖中將讀取開關(read switch)與燈泡直接接上電源的簡單型電路，不需要特別的電子知識。如圖中所示將門的開閉部位安裝一磁鐵，另外在門的固定框上配置讀取開關(read switch)，如此再將燈泡與電源接續即完成。

如圖中的應用實例門打開便可以自動點亮燈泡，也可以考慮應用在置物櫃與倉庫的自動照明。

圖2-6中所使用的讀取開關(read switch)：ORD2211(沖感測元件)，電源12V，3W燈泡的開閉直接用單一接點型開關。

圖2-7所示以讀取開關(read switch)的輸出信號去驅動12V，0.5A螺線管(solenoid)電路的實例。從圖中可看到，讀取開關(read switch) ORD211 (如表2-3) 的最大通過電流為0.3A。讀取開關(read switch)無法直接接續螺線管(solenoid)。因此，必須使用 2 個電晶體(transister) Q_1，Q_2作電流的放大，然後才連接12V，0.5A直流螺線管(DC solenoid)的電路構造。

在電路結構方面是在前段 Q_1處為一小信號的 NPN 電晶體，將流經讀取開關(read switch)的電流作少許的放大，再將其輸出以PNP型功率電晶體(power transister)作電力放大。

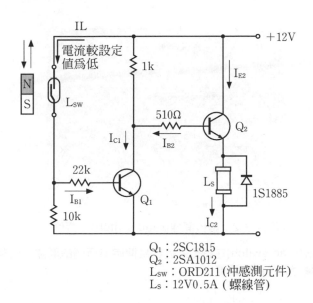

圖 2-7　以讀取開關(read switch)驅動螺線管(solenoid)

　　圖中所使用讀取開關(read switch)的最大通過電流為 0.3A。由於不作為最大值使用，考慮降低額定電流至 2mA。如此接點開關的壽命將有顯著的延長，可以提高整體電路的信賴性。

　　圖 2-8 所示以讀取開關(read switch)：ORD211(沖感測元件)的輸出信號去點亮 AC100V/10W 的燈泡之電路實例。主要動作原理為磁鐵(magnet)接近於讀取開關(read switch)處便點亮燈泡的電路。電路中使用到 1A 光耦合器(photo coupler)：TLP-3520A 的 DC 5V 的低電壓側與右側交流電源 AC 100V 作電性分離。圖中燈泡為負載，因此也可以改用小型的感應馬達。

　　圖 2-8 所使用的讀取開關(read switch)：ORD211 是專門為電壓 24V 以下的輕負載所開發出。從接點壽命、信賴性等方面來看不適合於高電壓的電源。高電壓的情況下有耐高壓的讀取開關(read switch) ORD219 (100V/0.5A)等型號。

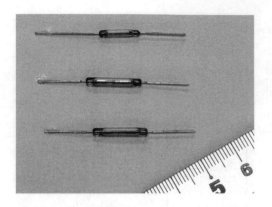

照片 2-2　讀取開關(read switch)的實例

讀取開關(read switch)在磁鐵靠近與離開時進行門的開關，以利用作開與關門動作的確認實例

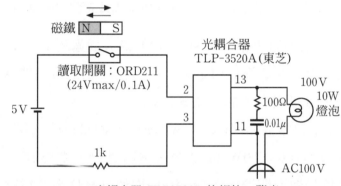

光耦合器 TLP3520A 的規格一覽表

端子排列	特　徵	I_{FT}		I_{TM}	V_{DRM}
		燈泡	Max〔mA〕	@ $T_a = 40°C$	
15 13 11 9 ... 2 3 4 5 6 7	1A_rms 負載直接控制	IFT5	5	1.2A_rms	400V
		IFT7	7		
		—	10		

(出處)東芝光耦合器目錄

圖 2-8　以讀取開關(read switch)控制燈泡的開關(ON-OFF)

2-16

霍爾元件(Hall device)

　　半導體式磁感測器的種類有很多，最具代表性的是霍爾元件(Hall device)。霍爾元件(Hall device)是應用"霍爾效應(Hall Effect)"之電流磁場作用原理的元件。此一電流磁場現象是於1879年美國物理學者：霍爾(Edwin Herbert Hall)所發現的，以這位美國物理學者的名字以作為現象之名稱。

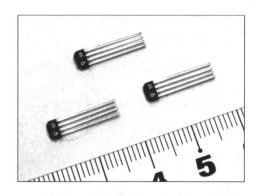

照片 2-3　霍爾元件(Hall device)
此照片是以砷化鎵(GaAs)為素材的立型霍爾元件。

　　霍爾元件是屬於一種感磁元件，基本特性與電磁誘導作用的感磁元件有很大的不同。霍爾元件可以具有靜磁場的檢出能力、可以判別磁場的強度與磁極的方向等，是其他種類感磁元件所沒有的優點與特徵。

2.3.1　霍爾元件的基本特性

　　圖2-9所示為霍爾元件的動作說明與原理構造圖。圖中是在如砷化鎵等化合物半導體流通霍爾電流I_H，並施加與霍爾電流垂直的磁束密度B。此時輸出端子間(c − d)會產生起電力V_H，此輸出V_H值會與於磁束B強度成比例。

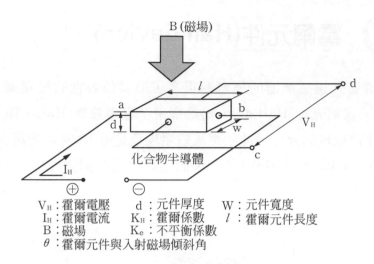

V_H：霍爾電壓　　　d：元件厚度　　　W：元件寬度
I_H：霍爾電流　　　K_H：霍爾係數　　　l：霍爾元件長度
B：磁場　　　　　　K_e：不平衡係數
θ：霍爾元件與入射磁場傾斜角

圖 2-9　霍爾元件的原理構造

在此所提到的起電力V_H，一般稱為"霍爾電壓"。也有將"霍爾電流"I_H稱為偏壓電流(bias current)。

一般來說，霍爾電壓V_H可以表示成以下的式子：

$$V_H\,[V] = \underbrace{\frac{K_H}{d} \cdot I_H \cdot B\cos\theta}_{第一項信號電壓} + \underbrace{K_e \cdot I_H}_{第二項不平衡電壓} \quad\text{.................................} ①$$

其中，K_H為霍爾係數，d為元件的厚度，θ為入射至霍爾元件磁束的傾斜度，K_e為不平衡係數。

從式①中可瞭解到霍爾電壓V_H是由第一項信號電壓與第二項不平衡電壓構成的。但是，第二項不平衡電壓比信號電壓小許多，一般是可以忽略的。因此，霍爾電壓V_H可以簡化成以下的式子：

$$V_H\,[V] = \frac{K_H}{d} \cdot I_H \cdot B\cos\theta \quad\text{..} ②$$

但是，當$\frac{K_H}{d} \cdot I_H \cdot B\cos\theta \gg K_e \cdot I_H$時，

霍爾元件則有以下的關係式：

$$V_H [V] = \frac{K_H}{\rho} \cdot I_H R_{in} \cdot f\left(\frac{l}{W}\right) \cdot \frac{W}{l} \cdot B$$

$$= \mu Ex \cdot f\left(\frac{l}{W}\right) \cdot W \cdot B \dotfill ③$$

其中，$f(l/W)$為霍爾元件之輸出端子的短路效應(形狀效應)，l為元件的長度，W 為元件的寬度，ρ為電阻係數，R_{in}為霍爾元件的輸入阻抗，μ是半導體電子遷移率，E_X是對應霍爾元件長度方向的電場強度。請讀者再回到第①式，第①式中的K_H/d值是可以自訂的一種係數。假設K_H/d值為K_s，則第①式可以簡化成以下的式子：

$$V_H [V] = K_s \cdot I_H \cdot B \cos\theta \dotfill ④$$

當霍爾元件決定使用半導體材料後，霍爾電壓V_H的值與霍爾電流I_H與外部磁束密度 B 成正比例。

以下舉一實例以讓讀者更加明白。當使用K_s值比較小的霍爾元件時，為了確保必要的V_H值，則霍爾電流I_H或磁束密度 B 的值必須很大才可以。

但是，當I_H過大時，第①式的第 2 項也會跟著變大。K_s稱為積感度，它是$I_c = 1mA$，$B = 0.1T$(特斯拉)時的霍爾電壓。當K_s積感度值很大時可稱為高感度的霍爾元件。

◎ **霍爾元件使用感測材料有InSb, InAs, GaAs等化合物半導體的材料。**

◎ **一般霍爾元件是作為量測使用。**

2.3.2　霍爾元件的輸出特性

霍爾元件的輸出電壓已在 2.3.1 節中說明過，在某一條件下，霍爾電流I_H與磁束密度 B 是呈正比例的，也就是說當電流I_H一定時，其輸出V_H與磁束密度 B 是呈正比例。

　　此一基本特性用在磁束密度計等應用是非常適合的。如果單純地用在檢測磁束的使用就不需要線性了。主要的應用是在低磁場的高感度感測器，可以得到非常好的特性。

　　舉例來說，它可以檢出無刷馬達的磁極。在此一情況下，對磁場的感度很高，磁場值到達某一程度時其輸出達到飽和。霍爾元件可以依據其不同用途選擇適當的使用方法。

　　圖 2-10 所示為霍爾元件的輸出基本特性。圖中所顯示為兩個不同種類的 $B - V_H$ 特性，其中 A 特性所涵蓋的範圍比較廣，由於 A 特性具有線性的輸出，可以作為磁束密度計使用。另外，B 特性在低磁場密度的輸出感度比較高，可以作為無刷馬達的磁極感測器使用。

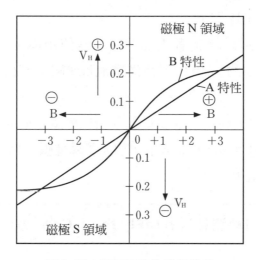

圖 2-10　霍爾元件的輸出特性

2.3.3　霍爾元件的輸入電流電路(bias)

　　前面已說明過，為了要使霍爾元件作動，必須在輸入端子之間通以霍爾電流。有幾種基本輸入電流電路的型態，且各個型態各有不同的優缺點。如表 2-4 所列為各個型態與其特徵。在此沒有考慮到霍爾元件的溫度特性,由於溫度特性是直接與霍爾元件使用的半導體材料有關。事實上在設計此電路時,還是都有一併考量。

表 2-4 霍爾元件的輸入電流電路

電路結構	特 徵
無外附電阻	當R_{in}很大時會使用良好 霍爾電流$I_H = E_b/R_{in}$ 磁阻效應的影響很大 稱為定電壓驅動電路 InSb 的溫度特性比較好
電流的＋側有電阻	當R_{in}很小時比較好 若$R \gg R_{in}$,則磁阻效應會有少許的影響 當$R \gg R_{in}$時,則為定電流驅動 霍爾電流$I_H = E_b/(R + R_{in})$ V_B小(同相電壓會變低) $V_B \simeq 1/2 R_{in} \cdot I_H$ InSb 的溫度特性會變得略差
電流的一側有電阻	當R_{in}很小時會使用良好 若$R \gg R_{in}$,則磁氣阻抗效果會有少許的影響 當$R \gg R_{in}$時就成為定電流驅動 霍爾電流I_H為$I_H = E_b/(R_{in} + R)$ V_B大(同相電壓會變高) $V_B \simeq (1/2 \cdot R_{in} + R)I_H$ InSb 時的溫度特性會變得略差

2.3.4 霍爾元件的應用電路

圖 2-11 所示為使用 2 個電晶體之電流開關電路的一實例。圖中的電路當霍爾電壓大的時候,電晶體會呈導通 "ON" 的狀態。相反的,霍爾電壓低的時候電晶體會呈 "OFF" 的狀態。

此一電路動作是依據稱為 "差動型電流開關電路"。因此,電晶體集極(collector)端子 A 或 B 會產生如圖 2-12 所示的輸出信號。由於差動型電流開關電路必須要有 200mV 的霍爾電壓，一般會選擇適當的感測材料如銦化銻(InSb)的霍爾元件。

　　圖 2-12 中，A、B 的輸出呈 180°相反的相位，這是霍爾元件的磁場切換點，切換電晶體管 Q_1、Q_2 的導通。

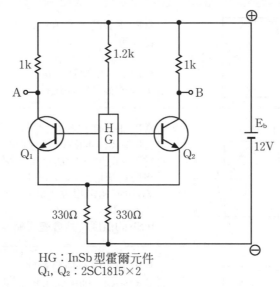

HG：InSb 型霍爾元件
Q_1, Q_2：2SC1815×2

圖 2-11　電流開關電路

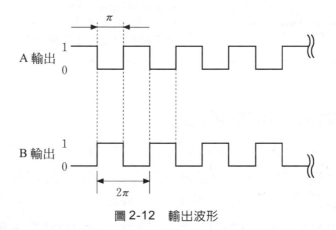

圖 2-12　輸出波形

　　差動型電流開關電路在設計上的重點是電晶體Q_1、Q_2的V_{BE}的輸出是非常完備的。若希望輸出電壓大，可以將電晶體集極電阻設定比較大。此一電路設計不論元件數量有多少，開關特性皆良好，因此經常應用簡單檢測無刷馬達的磁極。

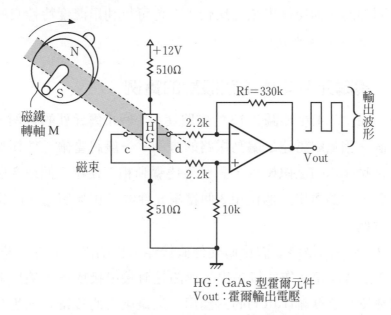

HG：GaAs 型霍爾元件
Vout：霍爾輸出電壓

圖 2-13　使用運算放大器的旋轉檢出電路

　　圖 2-13 所示爲使用霍爾元件用作旋轉檢出電路之實例。圖中馬達轉子磁極(magnet rotor) M 旋轉的同時，霍爾元件 HG 能夠感測到馬達轉子(magnet rotor)的磁極變化之構造。

　　霍爾元件聯接以 4 個電阻輸出的霍爾電流和輸出端子的電壓V_C完全的相同相位。由於電壓V_C與霍爾電壓沒有關係，實際使用時必須去除。若想要除去同相電壓可以使用差動放大器。

　　圖 2-13 爲去除同相電壓的電路設計實例。如圖中所示在霍爾元件的兩個輸出端子接續差動放大器(運算放大器)。因此，當 C＝d 時，運算放大器就不會出現輸出。這是由於當 C＜d 或 C＞d 時，差動信號就

會在運算放大器出現輸出電壓。

圖 2-13 是輸出矩形波信號，如果使用比較小的回授電阻R_f (feedback)，就順利會有輸出波形出現。

一般運算放大器也可以得到很大的信號放大作用，霍爾元件的輸出是沒有問題的，即使輸出感度比較小，還可以利用溫度特性良好之砷化鎵(GaAs)製成的霍爾元件。

2.3.5 霍爾元件 3 個電路設計的實例

前一節(2.3.4)中如圖 2-13 的電路使用 1 個霍爾元件的實例，本節將舉出一個三相無刷馬達之驅動電路的實例。一般將霍爾元件作爲感測無刷馬達轉軸(rotor)之磁極用，對應馬達驅動相而使用 2 個或 3 個霍爾元件。因此，本節舉出一個使用 3 個霍爾元件的三相無刷馬達的霍爾電流電路之實例。

圖 2-14 所示是將 3 個霍爾元件直接作串接輸出。另外，圖 2-15 所示是將 3 個霍爾元件作並接輸出。無論是直接串接或並接輸出皆可以用在感測無刷馬達轉軸(rotor)的磁極用，但是兩者的接續方式也有很大的不同。

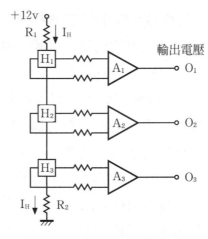

圖 2-14 霍爾元件串接輸出方式

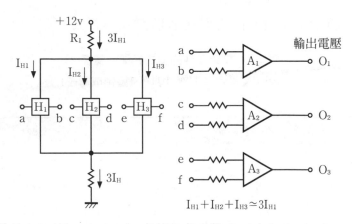

圖 2-15　霍爾元件並接輸出方式

　　舉例來說，圖 2-14 的電路實例中，流向 3 個霍爾元件 H_1、H_2、H_3 的電流完全相同，而圖 2-15 中的流向 3 個霍爾元件的電流不相同。若要比較圖 2-14 與圖 2-15 中兩種電路設計的方式何者比較好，應該是各有各的優點與缺點。

　　首先，考慮電流的消耗量。為了要有相同的霍爾電流：I_H，圖 2-15 的 3 個霍爾元件並接比起圖 2-14 的串接就必須要消耗 3 倍電流的消耗量，因此是比較不利的。其次是動作上的問題。圖 2-14 中如果任 1 個霍爾元件是斷路的，將喪失全部的機能。圖 2-15 中並列接續的電路，任 1 個霍爾元件斷路或無輸出電壓也不會直接影響到其他的霍爾元件。

　　在無刷馬達方面，任 1 個霍爾元件斷路或無輸出電壓時，馬達會產生啞點(dead point)。在此一情況下，利用邏輯積體電路(digital IC)的電路結構可以設計一連續旋轉的電路。但是，如圖 2-14 中 3 個霍爾元件的電路無法作連續旋轉的功能。

　　接下來是霍爾元件的磁阻效應，霍爾元件的磁阻效應是因外部磁場而影響元件的內部阻抗所產生變化的現象。圖 2-15 中的霍爾元件各別地被偏壓的(bias)，幾乎是不會發生以上問題。圖 2-14 中 3 個霍爾元件的電阻會隨著霍爾電流的變化而改變，輸出電壓：V_H 會作適切的變化和傾斜。

表 2-5 所示為霍爾元件的型式名稱與其一覽表。

表 2-5　霍爾元件的型式名稱一覽表(1)

InSb 霍爾元件 HW-101A （旭化成電子）

●最大規格

項　目	符　號		規　格	單　位
最大控制電流	I_c	40℃定電流驅動	20	mA
動作溫度	Topr.		−40～110	℃
保存溫度	Tstg.		−40～125	℃

●基本電性(測定溫度 25℃)

項　目	符　號	測定條件	最小	標準	最大	單位
霍爾輸出電壓	V_H	定電壓驅動 $B = 50mT$，$V_{in} = IV$	122		370	mV
輸入阻抗	R_{in}	$B = 0mT$，$I_C = 0.1mA$	240		550	Ω
輸出阻抗	R_{out}	$B = 0mT$，$I_C = 0.1mA$	240		550	Ω
不平衡電壓	V_u	$B = 0mT$，$V_{in} = IV$	−7		＋7	mV
輸出電壓的溫度係數	$_\alpha HI$	20℃基準，0～40℃間的平均 $B = 50mT$，$I_C = 5mA$		−1.8		%/℃
輸入阻抗的溫度係數	$_\alpha R$	20℃基準，0～40℃間的平均 $B = 0mT$，$I_C = 0.1mA$		−1.8		%/℃

＜引用＞ 取自 Asahi Hall Elements 目錄修訂第 7 版 2000 年 11 月 P11, P23 (旭化成電子)

InSb 霍爾元件 HW-300A （旭化成電子）

●最大規格

項　目	符　號		規　格	單　位
最大控制電流	I_c	40℃定電流驅動	20	mA
動作溫度	Topr.		−40～110	℃
保存溫度	Tstg.		−40～125	℃

表 2-5　霍爾元件的型式名稱一覽表(1)(續)

InSb 霍爾元件 HW-300A　(旭化成電子)

●基本電性(測定溫度 25℃)

項　目	符號	測定條件	最小	標準	最大	單位
霍爾輸出電壓	V_H	定電壓驅動 $B = 50mT$，$V_{in} = IV$	122		320	mV
輸入阻抗	R_{in}	$B = 0mT$，$I_C = 0.1mA$	240		550	Ω
輸出阻抗	R_{out}	$B = 0mT$，$I_C = 0.1mA$	240		550	Ω
不平衡電壓	V_u	$B = 0mT$，$V_{in} = IV$	−7		+7	mV
輸出電壓的溫度係數	$_aHI$	20℃基準，0～40℃間的 平均 $B = 50mT$，$I_C = 5mA$		−1.8		%/℃
輸入阻抗的溫度係數	$_aR$	20℃基準，0～40℃間的 平均 $B = 0mT$，$I_C = 0.1mA$		−1.8		%/℃

＜引用＞ 取自 Asahi Hall Elements 目錄修訂第 7 版 2000 年 11 月 P11, P23 (旭化成電子)

表 2-5　霍爾元件的型式名稱一覽表(2)

GaAs 霍爾元件 HG-106A　(旭化成電子)

●最大規格

項　目	符　號	規　格	單　位
控制電壓	V_{in}	8	V
容許損失	P_D	150	mW
動作周圍溫度	Topr.	−40～125	℃
保存溫度	Tstg.	−40～150	℃

●基本電性(測定溫度 25℃)

項　目	符號	測定條件	最小	標準	最大	單位
無負載霍爾電壓	V_H	$B = 0.1T$，$V_{in} = 6V$	150		190	mV
輸入阻抗值	R_in	$B = 0T$，$I_C = 0.1mA$	450		750	Ω
輸出阻抗值	R_{out}	$B = 0T$，$I_C = 0.1mA$	1,000		2,000	Ω
不平衡電壓	V_u	$B = 0T$，$V_{in} = 6V$	−16		+16	mV
霍爾電壓溫度係數	V_{Ht}	$B = 0.05T$，$I_C = 5mA$ 25～125℃			−0.06	%/℃
輸入阻抗溫度係數	R_t	$B = 0T$，$I_C = 0.1mA$			0.3	%/℃
霍爾電壓直線性	ΔK	$B = 0.1/0.5T$，$I_C = 5mA$			2	%

＜引用＞ 取自 Asahi Hall Elements 目錄修訂第 7 版 2000 年 11 月 P36, P38 (旭化成電子)

表 2-5　霍爾元件的型式名稱一覽表(2)(續)

GaAs 霍爾元件 HG-106C（旭化成電子）

●最大規格

項　目	符　號	規　格	單　位
控制電壓	V_{in}	10	V
容許損失	P_D	150	mW
動作周圍溫度	Topr.	$-40\sim125$	℃
保存溫度	Tstg.	$-40\sim150$	℃

●基本電性(測定溫度 25℃)

項　目	符號	測定條件	最小	標準	最大	單位
無負載霍爾電壓	V_H	$B=0.1T$，$V_{in}=6V$	110		150	mV
輸入阻抗值	R_{in}	$B=0T$，$I_C=0.1mA$	650		850	Ω
輸出阻抗值	R_{out}	$B=0T$，$I_C=0.1mA$	650		850	Ω
不平衡電壓	V_u	$B=0T$，$V_{in}=6V$	-11		$+11$	mV
霍爾電壓溫度係數	V_{Ht}	$B=0.05T$，$I_C=5mA$ 25$\sim$125℃			-0.06	%/℃
輸入阻抗溫度係數	R_t	$B=0T$，$I_C=0.1mA$			0.3	%/℃
霍爾電壓直線性	ΔK	$B=0.1/0.5T$，$I_C=5mA$			2	%

＜引用＞取自 Asahi Hall Elements 目錄修訂第 7 版 2000 年 11 月 P36, P38（旭化成電子）

2.3.6　各種使用霍爾元件的產品

　　霍爾元件的應用一開始是應用於測量磁場強弱的磁束密度計，接著使用在長壽命、無雜訊(noiseless)無刷馬達的控制與磁性開關(magnet switch)、機電一體化(mechatronics)的近接開關(switch)等應用。特別是霍爾元件可以大量地應用在桌上型電腦(desk top PC)外部記憶(memory)裝置，如硬式磁碟機的驅動器(hard desk driver)、CD-ROM，DVD driver 等精密馬達的驅動。

　　馬達的驅動用霍爾元件置換碳刷(brush)、整流子等機械轉動部位，是可實現高精度馬達控制的關係。

日本是生產霍爾元件的世界第一大國，而與小型精密馬達同為世界生產量第一的國家。應用至日常生活周遭的產品即是個人電腦(PC)硬式磁碟機(hard desk)內部，這是日本半導體業界最值得誇耀的先端技術之一。

霍爾元件的應用產品一覽表(一半以上應用在日常生活周遭的高科技產品)1.磁束密度計(近接式感測器)　2.硬式磁碟機(hard desk)、軟式磁碟機(floppy desk)，DVD 3.磁性開關(近接感測器)　4.磁性材料的選別機　5.轉速計(tachometer)　6.筆記型電腦(note PC)，可攜式產品的開關(switch)　7.非接觸式直流電流感測器(電流 probe)　8.各種編碼器(encoder) 9.液面計(float)　10.流量計　11.計數器(count)　12.各種機電一體化裝置的位置感測器　13.NS 磁極感測器。

 ## 霍爾積體電路(Hall IC)

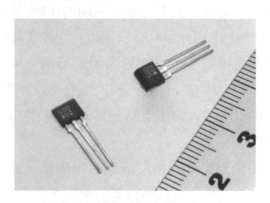

照片 2-4　霍爾積體電路(Hall IC)

由於霍爾元件無法提供足夠大的輸出電壓，一般需要將輸出信號放大。霍爾積體電路(Hall IC)是將感測元件與放大器製作成一體化的方式，因此輸出電壓可以很大也很容易使用的一種感測器。

霍爾積體電路(Hall IC)如照片 2-4 所示，是將霍爾元件與運算放大器一體化的一種感測器模組。霍爾積體電路(Hall IC)可區分為線性輸出型(linear)與開關輸出型(switching)兩種。由於線性輸出型(linear)的霍爾積體電路限定在特殊用途上，一般所謂"霍爾積體電路"都是指開關型(switching)的。

開關型霍爾積體電路(switching Hall IC)本身的霍爾感測元件與微電子(micro)等數位電路相容性非常好，可以廣泛地應用在機電一體化(mechatronics)的關係上。

2.4.1　霍爾積體電路(Hall IC)的結構與特徵

如前面說明過的，霍爾積體電路(Hall IC)是將霍爾元件與信號放大用的 IC 製作成一體化的結構。其中，霍爾積體電路(Hall IC)又可以區分爲線性輸出型與開關輸出型二種。以下將說明線性輸出型與開關輸出型之兩種霍爾積體電路(Hall IC)的基本特徵。

圖 2-16 所示爲線性輸出型霍爾積體電路(linear Hall IC)。圖 2-16 中的(a)圖爲霍爾積體電路的基本結構，右側的(b)圖爲霍爾積體電路(Hall IC)內部的方塊圖(block diagram)，下側的(c)圖是霍爾積體電路的輸出特性。簡單型的霍爾積體電路如(a)圖所示的結構。事實上，由於霍爾積體電路的機能很高，因此在使用上要下工夫才行。舉例來說，(b)圖是組合安定化電源與差動放大輸出電路，其基本特性如(c)圖所示般在某一範圍爲線性的特性。

圖中所示的平衡點是兩個相反輸出的均衡點，而且也是 N，S 磁場的中間點。

圖 2-17 所示爲開關輸出型霍爾積體電路(switching Hall IC)。圖 2-17 與圖 2-16(b)不相同的地方是施密特電路S。施密特電路S的輸出是利用電晶體作爲媒介，而集極端子連接到包裝(package)外部當作輸出端。

圖 2-18 所示爲開關輸出型霍爾積體電路(switching Hall IC)的基本輸出特性。圖中是依照S_1點、0 磁場、N_1點作爲開關(switching)特性。

圖 2-17 中只有一個輸出端子，這是依某一磁場強度作開關(ON-OFF)

的構造，此開關(switching)特性是依照施密特電路的磁滯(hysteresis)現
象提高對雜訊的免疫性，其主要用途為機電一體化(mechatronics)的近
接開關(switch)，無刷馬達大多是使用 0 磁場為中心的霍爾積體電路(圖
2-18)作控制。

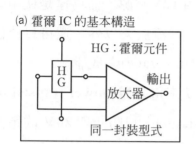

(a) 霍爾 IC 的基本構造

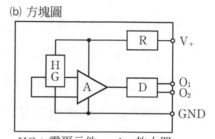

(b) 方塊圖

HG：霍爾元件　A：放大器
D：差動放大電路 R：安定化電源

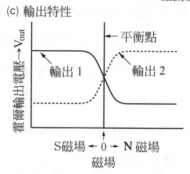

(c) 輸出特性

圖 2-16　線性型霍爾積體電路

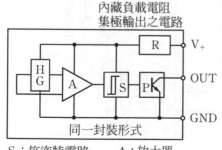

S：施密特電路　　A：放大器
HG：霍爾元件　　P：輸出電晶體
R：安定化電源

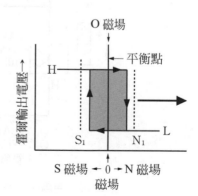

圖 2-17　開關型霍爾積體電路　　圖 2-18　開關型霍爾積體電路的輸出特性

2.4.2　霍爾積體電路的應用電路

　　圖 2-19 所示為使用霍爾積體電路：EW-550(旭化成電子)DC直流馬達的驅動電路。圖中是霍爾積體電路使用12V電源，而馬達是使用24V電源。此電路除了可以利用 IC 將輸出作電流放大以外，還可以依低電壓側與高電壓側的電壓差作為輸出界面(interface)之機能。

　　該電路在霍爾積體電路(Hall IC)與功率電晶體(power transistor)之間設計一 PNP 的小信號用電晶體(transistor)，以防止與24V 的電源之間電壓差的不同產生的誤動作。

　　圖 2-20 所示為馬達轉子磁極(magnet rotor)的旋轉檢出電路。圖中是使用霍爾積體電路(Hall IC)：EW-400(旭化成電子)，輸出接續小信號用電晶體(transistor)：2SA1015。該電路中的電晶體(transistor) Q_1 的 B 端子的輸出與 A 端子的輸出信號呈相反相位的信號，故可利用反相信號輸出，也可以將電源的(＋)側作為共通的輸出或將接地GND(－)側作為共通的輸出的任何一種方式皆可。

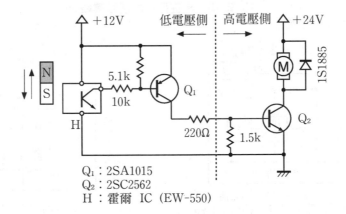

圖 2-19　使用磁感應作開關 ON-OFF 控制的馬達驅動電路

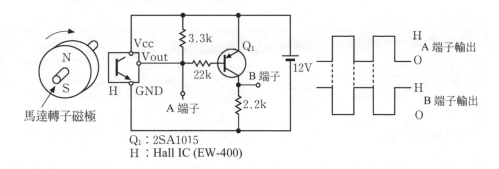

Q_1：2SA1015
H：Hall IC (EW-400)

圖 2-20　馬達轉子磁極(magnet rotor)的旋轉角度檢出電路

表 2-6　霍爾積體電路(Hall IC)的型式與名稱一覽表

	動作磁束密度[*1]	封裝型式	open 集極	pull-up
〈交替磁場形式〉	<標準型式> Bop 5～20mT Brp−20～−5mT	SMT 型[*2]	EW-400	EW-402
		SIP 型[*3]	EW-500	EW-502
	<高感度型式> Bop 1～6mT Brp−6～−1mT	SMT 型	EW-410	EW-412
		SIP 型	EW-510	EW-512
〈偏向一側磁場形式〉	<標準型式> Bop 最大 20mT Brp 最小 5mT	SMT 型	EW-450	EW-452
		SIP 型	EW-550	EW-552
	<高感度型式> Bop 最大 6mT Brp 最小 0.5mT	SMT 型	EW-460	EW-462
		SIP 型	EW-560	EW-562

*1：Bop ＝ Hall IC 其輸出爲 H→L (level) 磁束密度變化　(註) 1mT (特斯拉)＝ 10G 高斯 (gauss)
　　 Brp ＝ Hall IC 其輸出爲 L→H (level) 磁束密度變化
*2：表面實裝型(package)
*3：縱型封裝型(package)

表 2-7 霍爾積體電路：EW-400, EW-500 之基本電性一覽表

最大規格 (Ta = 25℃)

項　目	符　號	規　格	單　位
電源電壓	V_{cc}	18	V
輸出開路電壓	V_o (off)	18	V
輸出流入電流	I sink	15	mA
動作周圍溫度	Topr	$-30 \sim +115$	℃
保存溫度	Tstg	$-40 \sim +125$	℃

基本電性 (Ta~25℃，V_{cc} = 4.5~18V DC.)

項　目	符　號	測定條件	最小	標準	最大	單位
輸出 H→L 磁束密度	Bop	V_{cc} = 12V	5		20	mT
輸出 L→H 磁束密度	Brp	V_{cc} = 12V	-20		-5	mT
磁滯幅度	Bn		10			mT
輸出飽和電壓	V_{sat}	輸出 L，I sink = 10mA			0.4	V
電源電流	I_{cc}	輸出 H，V_{cc} = 12V			8	mA
輸出漏失電流	I leak	輸出 H，V_o = 12V			1	μA

(註) 1mT = 10 Gauss

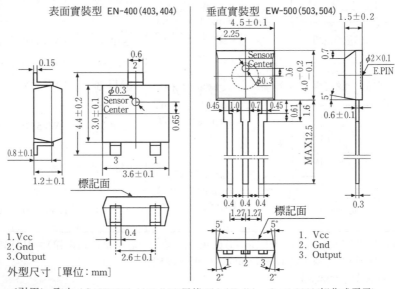

表面實裝型 EN-400 (403, 404)　垂直實裝型 EW-500 (503, 504)

1. Vcc
2. Gnd
3. Output

標記面

外型尺寸〔單位：mm〕

＜引用＞ 取自 ASAHI HYbrid Hall IC 目錄 Third Eolition Oct.1.2002(旭化成電子)

2.5　磁阻元件(MR device)

　　磁阻元件(MR device)或磁阻效應元件在前面 2.1.2 單元中已說明過，單元中介紹過所使用的感測材料有二種已經實用化。其中之一為化合物半導體，有銦化銻(InSb)、砷化鎵 (GaAs)等。另外之一為強磁性金屬，有高導磁鐵(Ni-Fe)、鎳‧鈷合金(Ni-Co)等。由於以上二種感測材料的感度都很低，不太能應用作磁阻元件(MR device)，一般是與偏壓(bias)用磁體、高增益放大器一起併用。

2.5.1　磁阻元件(MR device)的種類與特徵

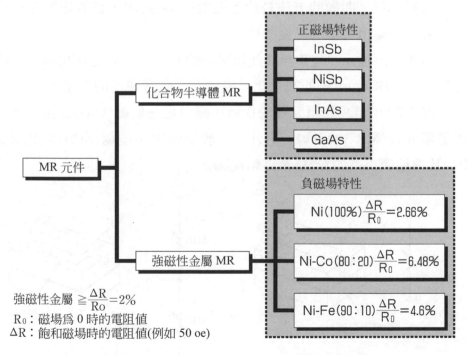

圖 2-21　磁阻元件(MR device)的種類及其特徵

一般半導體磁阻元件在磁場作用下會增加內部阻抗，磁場對磁阻元件而言是"正"磁場特性。相反地，強磁性金屬磁阻元件(MR)在磁場作用下會減少內部阻抗，故為"負"磁場特性。

圖 2-21 所示為磁阻元件(MR device)的種類及其特徵。圖中強磁性金屬是負磁場特性[註：強磁性金屬材料也有少部分是正磁場特性]，其變化量 P(比例)是滿足 $2\% \leqq \Delta R/R_0$ 的關係之材料，其中 R_0 為磁場為零的阻抗值，而 ΔR 為磁場飽和時的阻抗值。

2.5.2 磁阻元件(MR device)的構造

磁阻元件為 2 個端子元件所構成的，在電路結構上很容易處理。反過來說，在低磁場下的感度很低，因此溫度特性較差。

為解決以上問題的方法是給予偏壓(bias)磁場，依據磁阻元件的複合化來改善輸出電壓的溫度特性。

因此，磁阻元件幾乎無法使用單一的元件，一般是使用附帶磁鐵與磁阻元件(MR device)的複合化，或以上二者皆使用的方法。

圖 2-22 所示為磁阻元件的構造。圖中是在偏壓(bias)磁鐵的上方製作磁阻元件(MR device)。另外，一般是使用小型偏壓(bias)用磁鐵且 B、II 乘積值很高的釤鈷(希土類)磁鐵。

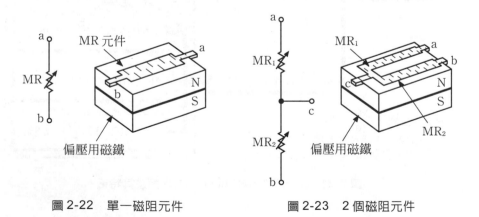

圖 2-22　單一磁阻元件　　　　圖 2-23　2 個磁阻元件

　　圖 2-23 所示為複合型磁阻元件。圖中是將 2 個磁阻元件做在同一平面上並相鄰的型式，複合型磁阻元件可以提高元件的溫度特性，一般是使用差動式的磁阻元件。

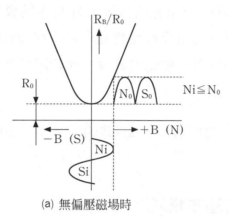

(a) 無偏壓磁場時

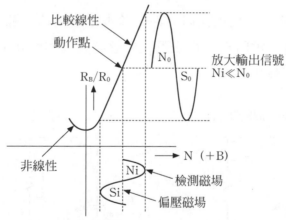

(b) 有偏壓磁場時

圖 2-24　MR 元件的輸出特性

　　圖 2-24 所示為磁阻元件的輸出特性。圖中(a)為偏壓(bias)磁場為零時的磁阻特性，其檢出磁場與 N，S 無關，而是在同一方向產生的阻抗變化，此一狀態無法辨別出磁極。輸出變化很小，因此將輸出的變動提高 2 倍。一般在低磁場作用下磁場與阻抗變化的關係可以表示以下式子。

$$R = R_0 (1 + mB^2) \dots\dots\dots\dots\dots\dots\dots\dots ①$$

其中在第①式中R_0表示磁場為0的內部阻抗，B 為磁束密度，m 表示在磁場為0的常數。

圖 2-24(b)中，是在磁阻元件裡給予偏壓(bias)磁場時的輸出特性。在檢出磁場裡與偏壓磁場(bias)有重疊的情況，且動作點會轉移至線性範圍內，與以前的特性不同。磁阻元件是將動作點作移位(shift)以提高磁場感度，檢出磁極的極性以阻抗變化的表現。此時阻抗值 R 為

$$R = R_B \ (1 + mB) \ .... ②$$

公式中的R_B表示為給予偏壓磁場(bias)時的阻抗值，mB 表示偏壓磁場(bias)的係數。

2.5.3 磁阻元件的基本電路

圖 2-25 所示為使用磁阻元件的基本電路構造。圖 2-25(a)為單一個磁阻元件串接一電阻R_P，從磁阻元件感測磁場的變化而將I_M的變化在電阻R_P之間取出輸出電壓。

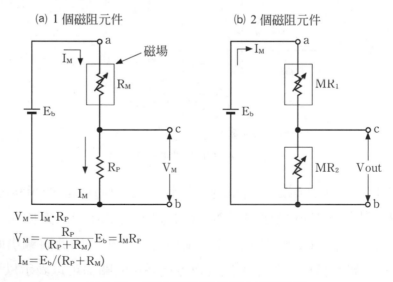

(a) 1 個磁阻元件　　　　(b) 2 個磁阻元件

$$V_M = I_M \cdot R_P$$
$$V_M = \frac{R_P}{(R_P + R_M)} E_b = I_M R_P$$
$$I_M = E_b / (R_P + R_M)$$

圖 2-25　使用磁阻元件的基本電路結構

圖 2-25(b)所示為使用 2 個磁阻元件時的分壓電路結構，通常是作為電位計(potentiometer)使用。

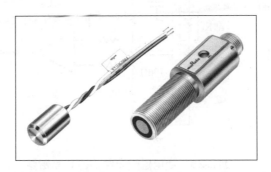

照片 2-5　使用磁阻元件的電位計(potentiometer)

照片中的磁阻元件是依據特殊用途所開發出來的。照片中的磁阻元件產品皆為複合化感測器，而且內部都有配置幾個磁阻元件與希土類磁鐵，感度與溫度特性都比較好，FR21ARP、FR32ACP(村田製作所)。

因此，照片中的電位計(potentiometer)是依 a － b 之間的阻抗值將電壓作分割輸出，電位計廣泛地應用在機電一體裝置中位置以決定控制、位置感測元件與旋轉檢出等方面。由於組合磁阻元件與磁鐵，可以將中間點作移位作成無接點(非接觸化)，可以大大地提高系統組件的使用壽命與信賴性。

使用電位計(potentiometer)組合容易磁化的轉軸與磁化困難的磁阻元件，再組合旋轉磁鐵。

2.5.4　磁阻元件的應用電路

圖 2-26 所示為使用磁阻元件的磁感測器的電路設計實例。圖中使用 2 個磁阻元件進行磁阻的溫度補償。另外，在檢出部位使用 10V 的直流電源以構成電阻電橋。圖中的可變電阻 V_R 是作為磁場為 0 時調整偏焦(off-set)用。

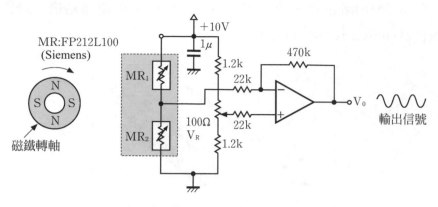

圖 2-26　使用磁阻元件的磁感測電路

表 2-8　無接觸式電位計(potentiometer)一覽表(使用 Hall IC)

型式名稱：QP-2H
　　　　　QP-2HC(片軸)

■特點
・小型、輕量、超低扭矩
・軸承、滾珠軸承(ball bearing)
・輸出幅度大，因此 A/D 轉換時可得到高分析能力
・溫度特性良好

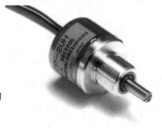

■電性規格

有效電氣角	±45ᵒ (90°)
輸出感度	0.73～1.05%Vin/°
施加電壓	DC5±0.5V
負載阻抗	10kΩ以上
消費電流	10mA 以下
單獨直線性	±1.5%FS (FS = 90°)
絕緣阻抗	DC50V 100MΩ以上

■機械性規格

機械角	360° endless
旋轉力矩	0.05mN·m 以下
質量	約 10g
容許徑向荷重	3N
容許軸向荷重	1N
溫度特性	中間位置±1.5° ±45°位置±2.5° } −30～100℃

* 輸出感度的樣式中的施加電壓為
　5.00V 時的值。

表 2-8 無接觸式電位計(potentiometer)一覽表(使用 Hall IC)(續)

■環境特性

使用溫度範圍	$-30 \sim 100℃$

■輸出特性圖

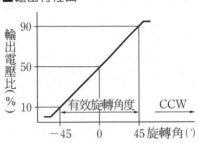

■外型尺寸圖

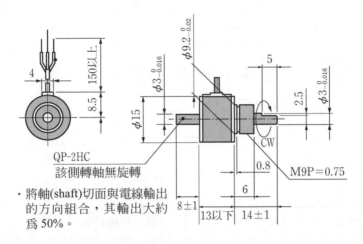

QP-2HC
該側轉軸無旋轉

・將軸(shaft)切面與電線輸出
的方向組合,其輸出大約
爲 50%。

<出處> 綠測器目錄

表 2-9 無接觸式電位計(potentiometer)一覽表(使用磁阻元件)

型式名稱:CP-2UK-R200
■特點
 ・內藏比例放大器
 ・內藏串接電阻與熱控管的溫度補償
 ・滾珠軸承(ball bearing)

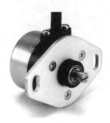

2-41

表 2-9 無接觸式電位計(potentiometer)一覽表(使用磁阻元件)(續)

■電性規格

有效電氣角	±40° (80°)
輸出範圍	10～90%Vin
單獨直線性	±1.7%FS (FS＝80°)
施加電壓	DC4.5～10.5V
消費電力	0.2W 以下
負載阻抗	100kΩ以上
絕緣阻抗	100MΩ以上 DC500V
耐電壓	1 分鐘 DC500V
溫度特性	0°位置±0.8° ±40°位置±2.4° ⎫ −30～100℃

■環境特性

使用溫度範圍	−30～100℃
保存溫度範圍	−40～100℃
振動	100m/s² 3 軸各 2 個小時
衝擊	100m/s² 6 個方向各 3 次

特殊的規格
溫度補償範圍與溫度特性

溫度補償符號	TCA	TCB
溫度範圍	0～60℃	−20～80℃
0°位置	±0.4°	±0.6°
±40°位置	±1.2°	±1.9°

表 2-9　無接觸式電位計(potentiometer)一覽表(使用磁阻元件)(續)

■機械性規格

機械角	360° endless
迴轉力矩	2mN·m 以下
質量	約 80g
容許徑向荷重	14N
容許軸向荷重	4N

■輸出特性圖

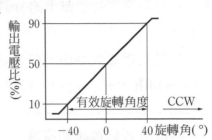

※轉軸(shaft)前端的配合部位與信號端
　拖引出來的方向吻合，之後其輸出電
　壓比約為 50%。

■外型尺寸圖

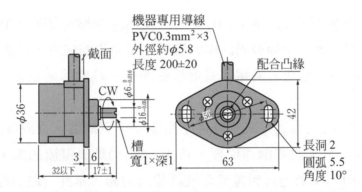

<出處> 綠測器目錄

2.6 渦電流式近接感測器

　　一般高頻電流通過線圈(coil)靠近線圈的鐵與鋁等金屬導體時，導
體內會產生渦電流。

　　在以上情況下，導體內部渦電流將產生磁束，這對於之前的線圈
(coil)會造成影響，而線圈(coil)的阻抗也會變化。渦電流式近接感測器
的阻抗會有顯著的變化，以線圈(coil)作為檢出感測器來檢測物體之間

的距離。此種感測元件除了可以量測物體之間的距離，也可以量測厚度、振動與其他旋轉體的偏心狀況等。但是，渦電流式近接感測器之結構(原理)不適合長距離上的量測。一般來說，只可以量測至十幾 mm 的距離。

對於長距離的檢出，在磁氣式方面可以使用磁柵式寬度計(magnetic scale width eter gauge)、偏磁測距儀等。

◎ 渦電流式近接感測器適合作十幾 **mm** 的近距離檢測。

2.6.1 渦電流式近接感測器的原理與構造

流以高頻電流的線圈(coil)接近鐵與鋁等金屬導體時，在金屬導體內部形成渦電流。金屬導體內部的渦電流所產生的磁束，感測線圈(coil) L 的阻抗將產生變化。渦電流式近接感測器從線圈的阻抗變化量測距離的信號。

圖 2-27 所示爲渦電流式近接感測器原理與構造。從圖(a)、圖(b)、圖(c)三個部分來說明動作原理。首先，圖(a)是渦電流的產生原理。感測線圈(coil)：L通過高頻電流而被誘起磁力線。當此一磁力線通過接近的金屬導體時，導體表面會產生渦電流。依據導體內部產生的渦電流形成磁束，引起前面感測線圈(coil)的阻抗發生變化。渦電流式近接感測器將感測線圈的阻抗變化作 1 次側的電路作檢出，並將此信號轉換成距離信號的感測器。

圖(b)是當感測線圈(coil)接近與遠離金屬導體時的渦電流狀態。從圖中可以瞭解到，當感測線圈(coil)接近金屬導體時，因感測線圈(coil)產生的磁力線流至被測定物內，又因其反作用而引起感測線圈(coil)的阻抗產生變化。圖(c)是一次側(感測線圈側)與二次側(被測定物體的渦電流)的等效電路，兩者之間所產生的相互誘導作用。

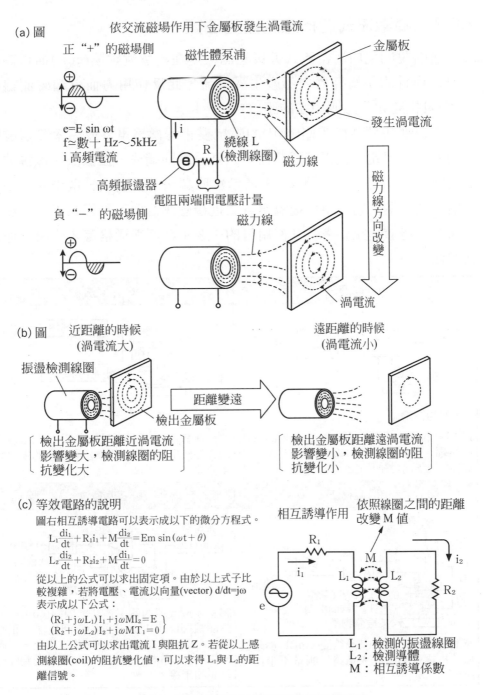

(a) 圖　　　　　依交流磁場作用下金屬板發生渦電流

正 "+" 的磁場側　　　磁性體泵浦　　　　金屬板

$\oplus$

$e=E \sin \omega t$
$f \sim 數十\ Hz \sim 5kHz$
i 高頻電流

i　　　R　　繞線 L
　　　　　(檢測線圈)　磁力線

高頻振盪器

電阻兩端間電壓計量

發生渦電流

磁力線方向改變

負 "−" 的磁場側　　　磁力線

$\oplus$

渦電流

(b) 圖　　近距離的時候　　　　　　遠距離的時候
　　　　　(渦電流大)　　　　　　　(渦電流小)

振盪檢測線圈

距離變遠

檢出金屬板

[檢出金屬板距離近渦電流
影響變大，檢測線圈的阻
抗變化大]

[檢出金屬板距離遠渦電流
影響變小，檢測線圈的阻
抗變化小]

(c) 等效電路的說明

圖右相互誘導電路可以表示成以下的微分方程式。

$$L_1 \frac{di_1}{dt} + R_1 i_1 + M \frac{di_2}{dt} = Em \sin(\omega t + \theta)$$
$$L_2 \frac{di_2}{dt} + R_2 i_2 + M \frac{di_1}{dt} = 0$$

從以上的公式可以求出固定項。由於以上式子比
較複雜，若將電壓、電流以向量(vector) d/dt=jω
表示成以下公式：

$$(R_1 + j\omega L_1)I_1 + j\omega MI_2 = E$$
$$(R_2 + j\omega L_2)I_2 + j\omega MT_1 = 0$$

由以上公式可以求出電流 I 與阻抗 Z。若從以上感
測線圈(coil)的阻抗變化值，可以求得 L_1 與 L_2 的距
離信號。

相互誘導作用　　依照線圈之間的距離
　　　　　　　　改變 M 值

R_1　　　M

i_1　L_1　　L_2

e　　　　　　　　R_2　i_2

L_1：檢測的振盪線圈
L_2：檢測導體
M：相互誘導係數

圖 2-27　渦電流式近接感測器的原理與構造

2-45

2.6.2 渦電流式近接感測器的種類

前面說明過的渦電流式近接感測器是在對感測線圈(coil)通以高頻電流，相近的金屬導體內部產生渦電流，此反作用力而引起感測線圈(coil)阻抗變化作感測距離的應用。

可以使用將感測線圈(coil)的阻抗變化轉換為電壓或頻率等信號變化的方法。渦電流式近接感測器可以區分為同調法、振盪法、電橋放大法與正回授法等方法。圖 2-28 所示為同調法、振盪法、電橋放大法與正回授法之彙集圖。這四種渦電流式近接感測器要說誰好誰不好無法一概而論，應該是說要考量其使用目的、要求精度與價格等才能決定適合之方法。

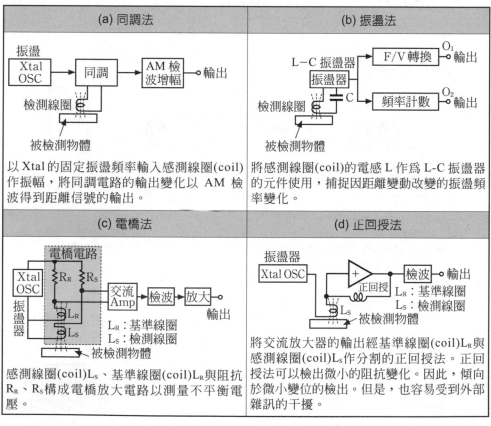

圖 2-28　渦電流式近接感測器的種類

2.6.3　利用渦電流式近接感測器檢查食品內的異物

最近有不少的報導發現有在食品內部混入玻璃破片、鐵釘、針等異物的情形。以上情形可以利用渦電流式近接感測器簡單地檢知出食物內部是否混入其它異物。

渦電流式近接感測器對於食品內部的異物，例如，鐵釘、針等異物皆可反應並檢知出進而排除掉。

渦電流式近接感測器經常使用在舊型自動販賣機與某些機電裝置上，最近以上的應用也有以光感測器替換原來渦電流式近接感測器，其理由是光感測器感應比較大的圖像，且適合感應短距離。若感應的圖像體比較小時，可作長距離的檢出，由於光感測器價格便宜，也因此慢慢地成為市場上的主流。

但是，渦電流式近接感測器的磁場強度以磁力線作為媒介，可以穿透食品的內部來作檢知，這是一般光感測器無法辦得到的。

其他還有使用X線非破壞方式來進行內部檢查的裝置，也可以檢查出是否混入異物。但是X線非破壞感測方法比渦電流式近接感測器的價格昂貴許多，X線非破壞的內部檢查裝置具有50cm有效的檢出距離，其分析能力可以到達大約0.4mm小的異物。例如，玻璃或石頭等異物皆可以檢測出來。

2.6.4　各種近接感測器的性能比較

近接感測器一開始主要是應用在生產工廠與物流系統的自動化上，接著之後即廣泛地應用在事務機器與家電製品的自動化上，其他還有各種裝置的安全系統也都有使用到。近接感測器中，光感測器適合作長距離偵測用，超音波感測器適合作數公尺距離的偵測，磁氣感測器適合作近距離用。

一般近距離從數mm至數十mm的檢出對象所使用的近接式感測器，有磁場式與高頻振盪式(渦電流式)兩種磁感測器。

　　如表 2-10 所列的基本特徵與性能為磁氣式與高頻振盪式(渦電流式)兩種近接式感測器的比較。從表中可以瞭解要依據使用者的使用目的、要求精度與價格等方面的考量以選擇適合的近接式感測器。

表 2-10　各種近接感測器的性能比較

○ 良好　△ 普通　× 不好

檢出方法	高頻振盪式(渦電流式)				磁　場　式			靜態電容式
檢測對象與感測元件	飽和式	強磁性金屬	非鐵感測元件	金屬開關	讀取開關	磁阻元件	霍爾元件	電　極
檢出方法	飽和式	渦電流	渦電流	渦電流	從低頻到靜態磁場	從靜態磁場到高頻磁場	從靜態磁場到高頻磁場	靜態電容量變化
檢出元件	感測線圈	感測線圈	感測線圈	感測線圈	讀取開關	磁阻元件	霍爾元件	電極
精　度	○	○	○	○	×	○	○	○
檢出距離	△	△	△	△	△	△	△	△
檢出物體 磁鐵與強磁性金屬	○	○	×	○	○	○	○	○
非磁性金屬	△	×	○	○	×	×	×	○
非金屬	×	×	×	×	×	×	×	○
耐環境性	○	○	○	○	△	△	△	△
價　格	×	○	○	×	○	△	△	×

註：本表的評價結果請參考一致性的目標。

2.7　差動變壓器

　　差動變壓器是應用電磁誘導作用檢出(量測)僅數 mm 距離的微小變位。

　　圖 2-29 所示為差動變壓器的概要圖。圖(a)是將一次線圈(coil)位於中央的構造，而將二次線圈(coil)配置在一次線圈的左邊與右邊，中央部分插入可動的鐵心(core)。圖(b)則是 3 個線圈(coil)的接續，其中在一次線圈(coil) P 側通以勵磁用高頻電流，而將輸出以二次側線圈(coil)作檢出。在此一情況下，線圈(coil)S$_1$、線圈(coil)S$_2$的輸出呈反向接

續。因此當線圈(coil)S$_1$與線圈(coil)S$_2$的輸出相等時，在輸出端子(a)與(b)之間便不會有信號電壓出現。此一狀態就成為鐵心(core)位移為 0 的點。

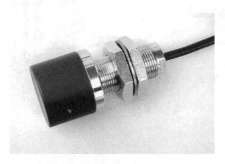

照片 2-6 渦電流式感測器的一實例

渦電流式感測器的種類很多，照片中所示為單電源內藏放大器型SS-2810H(3A tech)。若以鐵板它的測定範圍可到 9.5mm，至於其他金屬的測定範圍比較短。

表 2-11 渦電流式近接感測器的一實例
SS-2810H (3A tech)

項 目	樣 式	特徵與其他
電源電壓	DC.＋12V～＋17V （ripple 5%以下）	
消費電流	Max. 8mA	
測定範圍	0.0～9.5mm	
分析能力	0.2% F.S.	
輸出電壓	0.8～4.1V	磁場方式 渦電流方式 內藏放大器 單電源動作 內藏安定化電源
頻率特性	DC. ～5kHz (－3dB)	
輸出電阻	10kΩ	
動作溫度範圍	－20～＋85℃	
保護構造	1P 65	
耐振動	10～55Hz 複振幅 1.5mm	

＜引用＞取自磁場式位移感測器目錄 MODEL SS-2810H (3 A tech)

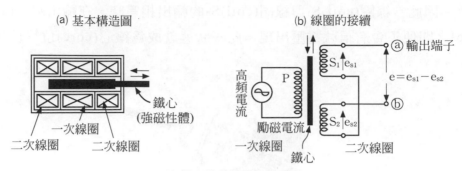

(a) 基本構造圖

鐵心
(強磁性體)

一次線圈

二次線圈　　二次線圈

(b) 線圈的接續

ⓐ 輸出端子

$S_1 \mid e_{s1}$

$e = e_{s1} - e_{s2}$

ⓑ

$S_2 \mid e_{s2}$

高頻電流

P

勵磁電流

一次線圈　　鐵心　　二次線圈

(c) 鐵心的移位與輸出電壓

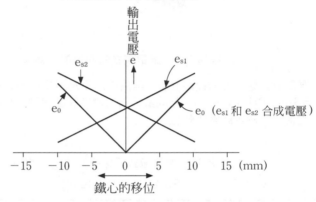

輸出電壓 e

e_{s2}　　　　e_{s1}

e_0

e_0（e_{s1} 和 e_{s2} 合成電壓）

-15　-10　-5　0　5　10　15　(mm)

鐵心的移位

圖 2-29　差動變壓器的概要

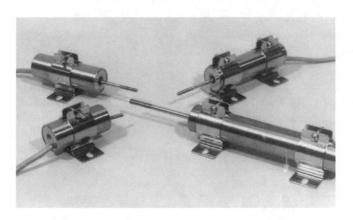

照片 2-7　位移感測器 DCP 系列(新光電子)

差動變壓器的構造簡單，它集結了小型、牢固、溫度特性良好等優點，另也是對環境適應性良好的感測器。照片中為 DCP 系列(新光電子)。

鐵心(core)往左右的任意方向移動時，對應的輸出電壓也會隨著變化，當轉換位移爲距離信號時，則可以知道鐵心(core)的移動量。只考慮一個二次側的感測線圈(coil)時，則輸出電壓表示成 eS_1 或 eS_2 的變化。一般鐵心(core)材料是使用強磁性金屬。另外，差動變壓器檢出的範圍大約爲十數 mm。

表 2-12　使用差動變壓器的位移感測器的實例(新光電子)

特性(勵磁頻率 3kHz)

型式	最大輸入電壓 MAX. Vrms	直線範圍 mm	感度 mV/mm/V
A32-25 (AC-25D)	10	±25	22
A32-50 (AC-50D)	10	±50	17
A32-75 (AC-75D)	10	±75	8
A32-100 (AC-100D)	10	±100	6
A32-150 (AC-150D)	10	±150	3.5

＜引用＞ 取自「位移量測」綜合目錄 O207/MCO2-O2 P3, A32 系列
　　　　 之特性(新光電子)

 ## 2.8　超導量子干涉元件(SQUID)

超導量子干涉元件(Super Conducting Quantum Interference Device，SQUID)是以 1 個或是多個超導環與約瑟夫遜接面(Josephson Junction)所排列的磁場感測器，它的特點是可以檢出非常微弱的磁場。例如，從 1×10^{-7} 至 1×10^{-14} [T]。

超導量子干涉元件(SQUID)與電子波動的量子干涉效應是一樣的，超導量子干涉元件(SQUID)有直流型與交流型兩種。直流型超導量子干

涉元件(SQUID)是由一個超導環與 2 個相同臨界電流之約瑟夫遜接面(Josephson Junction)的結構。交流型超導量子干涉元件(SQUID)的構造是由一個超導環與一個約瑟夫遜接面(Josephson Junction)的結構。

　　直流型超導量子干涉元件(SQUID)檢出進入超導環(ring)內的磁束量,對應的強度(level)會依磁束量子Φ_0為單位作周期的變化。因此,檢出磁束量子Φ_0信號便可以知道磁場的變化。

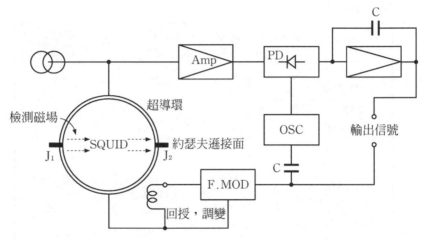

圖 2-30　直流型超導量子干涉元件(SQUID)的模組構造

2.9 磁抗效應(MI)磁感測器

　　如果要檢出低磁場強度如 1G [gauss]以下的磁感測器,有磁抗效應(Magnet Impedance Effect)之磁感測元件。一般將應用磁抗效應現象的磁感測器稱為 "MI 效應感測器"。

　　磁抗效應(Magnet Impedance Effect,MI effect)磁感測元件是由日本名古屋大學毛利佳年雄教授所發現的,它可以感測到像是地磁如此微弱的磁場(從數百 milli gauss 到數十 milli gauss),擁有非常良好的精度的高感度磁感測器。它的動作原理為保磁力非常小的非晶質導線

(amorphous wire)通以脈衝式(pulse)電流信號時，阻抗受到微小的磁場而產生很大變化的現象應用作磁場感測。

　　非晶質導線(amorphous wire)阻抗會對外部磁場的極性作對稱性的變化，故無法判斷出磁場的方向，類似前面所提的磁阻(MR)元件。於是以另一卷非晶質導線(amorphous wire)的感應線圈(coil)來檢出誘導電壓並除去這些缺點。

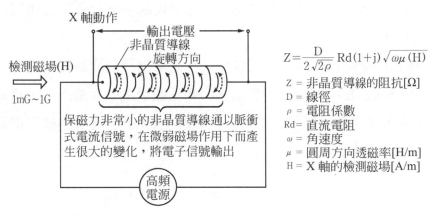

圖 2-31　MI效應磁感測器的工作原理

　　單一個磁抗效應(MI)磁感測器可以檢出磁場的強度(level)，也可以另外再設置Y軸方向磁感測器以製作X-Y兩軸的方位感測器(磁場指南針)。

　　磁抗效應(MI)磁感測器的應用實例有單晶片之電子式方位感測器(one-chip compass IC)，型號為 AM1201(Aichi micro intelligence (株))。此小型電子式方位感測晶片IC只有3 mm大小，一開始用各種行動工具的方位感測功能。

2.10 磁場飽和型磁場感測元件元件

　　磁場飽和型磁場感測元件是以軟性磁鐵(soft ferlite core)四周纏繞上線圈(coil)，再安裝偏壓(bias)用磁鐵。將鐵心(core)四周纏繞上線圈

(coil)一般會形成電感。

此一電感與鐵心(core)的µ(B/H 特性)成正比例,當µ值改變時對應此變化的電感值:L 也會跟著變化。

應用µ值改變對應電感變化的現象作積極應用,當有磁束有微小的變化時,磁束密度會飽和,由檢出電感L變化轉換為磁場感測信號稱之為"磁場飽和型磁場感測器"。

磁場飽和型磁場感測器除了可以感應磁場的強度以外,還也可以判斷磁極的方向。

要檢出電感變化量的方法有很多,在此舉出一個比較簡單的方法來說明,在前面已介紹過的高頻振盪器的電路設計的L-R電路上,讀取在L或R之間所產生交流電壓信號之方法。圖 2-32 所示為說明檢出電感變化量方法之原理圖。

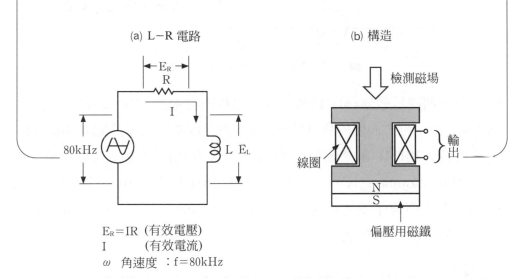

圖 2-32　磁場飽和型磁場感測器的原理與構造

圖(a)所示為一個 L－R 串接的高頻振盪電路。圖中的高頻振盪電路施加一交流電壓E,此一電路會依電阻R與電感L形成振盪頻率的阻抗。

　　若阻抗值爲已知，則依流通在電路內的電流 I 可以求出阻抗 Z 值，由此可以求出線圈(coil)之間的電壓E_L。因此，電壓E_L可以由以下的公式計算出來。

（專　欄）

可看見口袋中月票的感測器

　　在等待電車與公車的車站進出口的地方，一般是利用剪票員與自動剪票機一一檢查通勤學生或通勤族口袋中的通勤(通學)票，這一工作對於大眾運輸系統的管理人員來說，日愈增加的通勤學生與通勤族的確造成很大的工作負擔。特別是在尖峰時段裡更是會讓站務管理人員手忙腳亂。

　　針對以上的困擾，感測器技術可以來解決以上的問題。這是一種無線卡(wireless card)的自動驗票系統。它對無線 IC 卡(wireless card)上照射電波，記錄在無線 IC 卡片上的情報在離開自動驗票系統後，可以以無線(電波)的方式讀出。卡片的讀取是利用無線電波，所以可以替代剪票員作自動剪票的動作。

　　因此，無須一張一張地將月票從口袋取出即可完成剪票的工作，可緩和尖峰時刻車站混亂與擁擠的情形。此自動驗票系統還可以應用至其他方面，例如在高速公路上的收費站無法停車收票時，可以利用此一電子繳費系統「ETC」。

　　若電路的阻抗值爲 Z，則 Z 爲

$$Z = \sqrt{R^2 + (2\pi fL)^2}\ \dots\dots\dots\dots\dots\dots\dots\dots\dots\dots\dots\text{①}$$

此時，L-R 電路之電流 I 爲

$$I = \frac{E}{Z} = \frac{E}{\sqrt{R^2 + (2\pi fL)^2}}\ \dots\dots\dots\dots\dots\dots\dots\text{②}$$

由公式②可以求出電感線圈(coil)兩端的電壓E_L爲

$$E_L = \omega LI\ \dots\dots\dots\dots\dots\dots\dots\dots\dots\dots\dots\dots\dots\dots\text{③}$$

因此，電感變化量之改變μ值可以從線圈(coil)兩端的電壓 E_L 求出。

在磁場作用下鐵心(core)呈飽和狀態，因而降低μ(透磁率)也會減少電感值L，這是所對應的電壓 E_L 也因電感值L降低的關係。因此，若應用此工作原理，便可以感測磁場變化的情形。

但是，如果N極與S極皆產生相同的變化，就無法判斷出磁極方向了。如圖2-32(b)設計一偏壓(bias)磁鐵並移動動作點，就可以判斷出N極或S極。圖(b)是在軟磁鐵心纏繞一線圈(coil)，然後再底部安裝一偏壓用磁鐵。另外，磁場飽和型磁感測器的分析能力很高，可以檢出 $1\mu m$ 至 $0.1\mu m$ 的極小距離。

2.11 感應同步器(Inductosyn)

測長用量測儀可以使用感應同步器(Inductosyn)，這是將印刷鋸齒形狀的導體施加交流電壓，另外對向印刷鋸齒形狀的導體圖形(pattern)使之因磁場誘起電壓的構造。

當二個導體鋸齒形狀的圖案(pattern)重疊時，同一相位的輸出電壓呈正的最大值。若剛好相差一個間距(pitch)時輸出電壓為負的最大值。在這兩個正負值之間的半個間距(pitch)時，輸出電壓為0伏特。

圖2-33所示為誘起電壓與相位之間的關係。

因此，輸出電壓可以表示成位置的數學關係。二個導體圖案(pattern)重合時的結合係數為K，則輸出電壓 $E_{O1}[V]$ 可以表示成以下的公式。

$$E_{O1}[V] = KE_{in}\cos(2\pi X/P) \dotfill ①$$

導體圖案(pattern)的間距(pitch)設為 P，輸入(勵磁)電壓作為 E_{in}，滑動導體圖案(slider pattern)的位移為 X。若兩導體圖案(pattern)相互錯開1/4的間距(pitch)，則輸出電壓 $E_{O2}[V]$ 可以表示成以下的公式。

$$E_{O2}[V] = KE_{in}\cos(2\pi X/P) \dotfill ②$$

由於二個的相位關係是固定的，從輸出信號的振幅變化可測定出長度。

　　市面上的感應同步器(Inductosyn)有好幾種，其中 30cm 長度的測長 scale 具有數μm 的分解能。

　　感應同步器(Inductosyn)是"Inductosyn Division of Faprand Industries, Inc."公司的商品名稱。

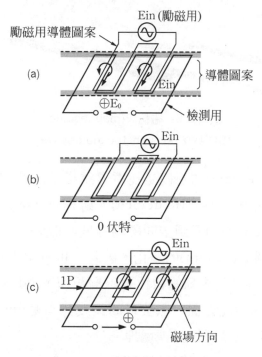

圖 2-33　誘起電壓與相位的關係

2.12 磁栅尺(magnescale)

　　利用在磁性體測量長度用的有磁栅尺(magnescale)。這是以一定間隔之強磁性體的帶狀組件輸入正弦波作磁化記錄後，以形成鋸齒形狀的磁性圖案(pattern)，然後將此磁性圖案(pattern)用磁頭檢出並測量其長度的感測器。由於配設 2 個磁頭彼此呈 90°的錯開，增加了檢出方向與分割數目。此一想法本質上與前面所提到過的旋轉編碼器(rotary encoder)是相同的。

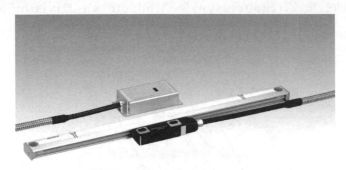

照片 2-8　磁柵尺(magnescale)

(SONY Precision Technology (株))

　　磁柵尺(magnescale)的基礎是在電磁誘導型的感測磁頭，也可使用電流磁場效應的磁阻元件(MR device)。磁柵尺(magnescale)的基本構造是依磁性圖案(pattern)受到空間磁場強度的改變，將感測磁頭使之對應可以檢出著磁圖案(pattern)的變化。因此，也有類比式磁柵尺(analogy scale)與 N，S 磁鐵交互排列的數位式磁柵尺(digital scale)。

　　在測量長度的性能方面，數公尺的長度具有數μm 的分析能力。但是，以上精確度是包含電子信號處理。

　　"磁柵尺(magnescale)"是"SONY precision technology (株)"的商品名稱。

2.13　其他的磁感測器

2.13.1　磁　頭

　　磁頭如照片 2-9 所示是小型、高感度且價格低廉的磁感測器。以前是以線圈(coil)型式的居多，從 90 年代開始市面上漸漸地有使用磁阻元件(MR device)的磁頭。這裡所提到的線圈(coil)型是應用法拉第的電磁誘導原理，其輸出電壓 E 可以表示成以下的公式：

$$E[V] = -n\frac{d\Phi}{dt} \dotfill ①$$

其中，n為線圈(coil)的圈數，Φ為與線圈(coil)呈垂直的磁束數目。從公式①可知，線圈(coil)的誘起電力(電壓)是對磁束的時間微分的，也就是與磁束的時間變化量成比例。因此，磁頭無法檢出靜磁場與脈動磁場的磁束變化。如果使用磁阻元件(MR device)便可以檢出靜磁場。磁頭的輸出電壓一般只有數十 mV 的微弱信號。

　　磁頭是用線圈(coils)纏繞的強磁性金屬，其構造無法微型化，但是可以在高溫環境下使用。線圈中央的鐵芯(core)使用非晶質(amorphous)金屬材料裝作而成的磁頭。

　　磁頭的應用產品如：VTR、卡式錄音機的磁帶(tape)之記錄(record)、再生、消除功用。其他，還包括磁卡、自動讀卡機、自動販賣機等的磁性感測器用途。

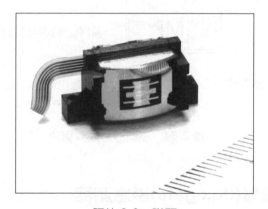

照片 2-9　磁頭

利用磁頭將影像或聲音訊號的磁場做記錄的消除、再記錄等。

2.13.2　磁頭的原理構造

　　磁頭是一種應用電磁誘導作用的磁氣感測器。如 2.13.1 中所說明的，是依據被著磁的磁帶(tape)或磁性圖案(pattern)的表面作轉折以檢出微弱磁能的構造。

　　圖 2-34 所示為磁頭與磁帶(tape)的關係。從圖中可知，磁頭前端的偏離線圈(yoke)包含氣隙(air gap)纏繞數十圈的線圈(coil)所構成。其工作原理是應用法拉第的電磁誘導作用，檢出對象為微弱的磁性圖案(pattern)，檢出部位沒有需要有轉折的限制。

　　磁頭的檢出電壓從數 mV 到數十 mV 的範圍，一般來說必須用40dB～60B 的放大器作信號放大使用。

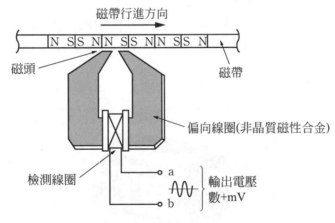

圖 2-34　磁頭的原理與構造

2.13.3　磁通量(flux gate)磁感測器

　　接近於磁感測器的有霍爾元件(Hall device)。霍爾元件(Hall device)是應用電流磁場效應，不需要如前面所提到的感測線圈。因此，霍爾元件(Hall device)擁有小型、輕量等優點，廣泛地應用在各種電子機器上。

[第 3 章]

溫度感測器

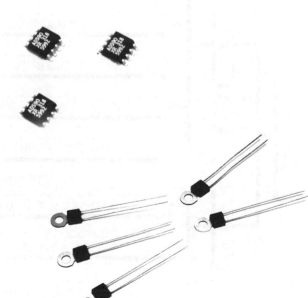

溫度感測器的種類與概要

　　市面上所販售的溫度感測器的種類很多，大體上可以區分為接觸式與非接觸式兩種。接觸式溫度感測器是直接將溫度感測器與被測物接觸達到溫度平衡的測溫型態。接觸式溫度感測器與待測物體(物質)互相接觸，被測物體(測溫體)本身的熱能會移動至溫度感測器，將會造成被測物體的溫度發生變化。

　　特別是當被測物體之體積非常小的時候，會因熱量流失而影響溫度測量的正確性。接觸式的測溫方式要準確的先決條件為被測物體的熱容要比溫度感測器更大才可以。因此接觸式溫度感測器不適合測量微弱溫度變化的被測物體。

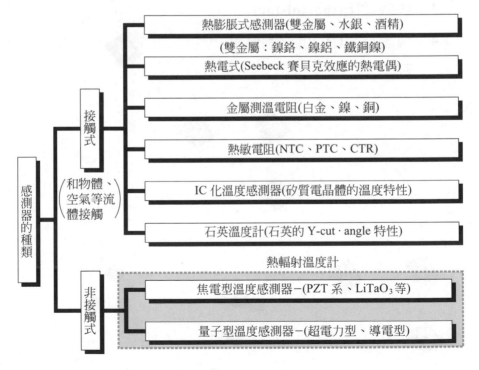

圖 3-1　溫度感測器的種類

表 3-1　溫度感測器的種類與測溫範圍

溫度感測器的種類	測溫範圍
石英溫度計	$-100℃\sim220℃$
熱敏電阻	$-200℃\sim800℃$
IC 化溫度感測器	$-55℃\sim150℃$
白金測溫電阻	$-180℃\sim600℃$ ($\alpha=+0.003916/℃$)
銅測溫電阻*	$0℃\sim200℃$
鎳測溫電阻*	$-20℃\sim300℃$
雙金屬式溫度計	$0℃\sim300℃$
水銀溫度計	$-30℃\sim350℃$
酒精溫度計	$-60℃\sim100℃$
熱電偶 R $\begin{bmatrix}合金\\銠\end{bmatrix}$	$200℃\sim1400℃$
熱電偶 K $\begin{bmatrix}鉻鎳耐熱合金\\鎳鋁合金\end{bmatrix}$	$0℃\sim1000℃$
熱電偶 E $\begin{bmatrix}鉻鎳耐熱合金\\鎳鋁合金\end{bmatrix}$	$-200℃\sim700℃$
熱電偶 J $\begin{bmatrix}鐵\\鎳鋁合金\end{bmatrix}$	$0℃\sim600℃$
光高溫計	$800℃\sim2000℃$
輻射溫度計	$0℃\sim2000℃$

(註) 所列數值爲一般的條件下的結果　　　　　　　* 目前已不太使用

　　另外，非接觸式的溫度感測器是測量來自被測物體放射出輻射熱的一種方法，故沒有前面接觸式溫度感測器的問題存在。非接觸式溫度感測器與被測物體之間可能有一定的距離，不需要考慮接觸是一項巧妙的選擇。

　　相反的，非接觸式溫度感測器必須要彙集輻射熱能所需的各種光學系統(透鏡等)或其他輔助組件，一般來說價格會比較昂貴。

　　圖 3-1 所示為各種的溫度感測器。表 3-1 所列的內容為各種溫度感測器之測溫範圍。其中所列的溫度數值與其他的因素可能會有變動，表中的溫度數值只是在一般情況下。

金屬測溫電阻

　　一般的金屬導體隨著溫度上昇時，導體的電阻值會跟著增加。應用此一現象之測溫電阻的金屬材料有鉑(白金)、銅、鎳等。鉑(Pt)金屬材料即使曝曬於高溫空氣也不容易氧化，而且 A、B 常數值非常固定，也是最早的測量溫度方法。如果使用金屬測溫電阻的話，有一半以上都會使用高純度的鉑(Pt)。

3.2.1 白金電阻器的測溫原理

　　一般來說，白金的融點高達 1768℃，且具有非常穩定的化學特性，絕大多數作為溫度計的感測材料使用。

　　白金測溫電阻器在 0℃時其電阻值正好是 100Ω左右，將測溫電阻作微調(trimming)後封入陶瓷保護管內便可以作為溫度感測器使用。

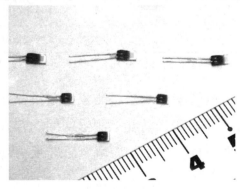

照片 3-1　白金測溫電阻器 M-FK200，422
(Heleus(株))

　　白金電阻的溫度係數爲＋0.392Ω/℃，該電阻通過固定電流 Ic，相當於每升高1℃產生[0.392·Ic]伏特(V)的電壓變化。該一數值爲熱電偶(thermocouples)的10倍以上成爲高感度的測溫器。由於該一數值(輸出電壓)與偏壓(bias)或測定電流成正比例，可以設定較大的數值。但是，增加偏壓(bias)或測定電流的話，焦耳熱也會增加，誤差也會增大。一般使用2mA(日本標準JIS)的偏壓(bias)或測定電流。

　　其他還有使用銅、鎳作爲測溫電阻器，銅、鎳在安定性與使用範圍內的基本特性比白金來得差，已不太使用了。

　　白金測溫電阻的優點爲本身溫度與電阻關係，除了溫度以外其他因素影響不大。溫度係數值大，對於相同基準的電阻值表具有互換性、無熱遲滯現象、耐蝕性良好等優點。

　　白金測溫電阻器對於溫度的容許誤差、安定度、焦耳熱等誤差有詳細規定，其中對於溫度的容許誤差爲以下。

> JIS 的 A 級　±(0.15 ＋ 0.002 |t|)
> JIS 的 B 級　±(0.3 ＋ 0.005 |t|)

　　目前，JIS日本工業標準白金測溫電阻器爲Pt100Ω與JPt100Ω，未來將統一JEC規格的Pt 100Ω。表3-2所示爲白金測溫電阻器的種類。

表3-2　白金測溫電阻器的種類

符　號	R_{100}/R_0	使用溫度的區分	規定電流
Pt100 (JIS 規格)	1.3850 ($R_0 = 100\Omega$)	L　−200～100℃ M　　0～350℃ H　　0～650℃	1、2 mA
JPt100 (JIS 規格)	1.3916 ($R_0 = 100\Omega$)	L　−200～100℃ M　　0～350℃ H　　0～500℃	1、2、5 mA

(註) R_{100}→100℃的抗值，R_0→0℃的抵抗值

表 3-3　白金測溫電阻器的型式與名稱

Plamic-MC 型　　　　　　　　　　　　　　　　Plamic-C 型

型　式	外 徑(φ)	長 度(L)	阻 抗 值	型　式	外 徑(φ)	長 度(L)	阻 抗 值
MC-0403	0.4±0.1	3±1	100Ω	C-0408	0.4±0.1	$8^{+1.5}_{-0.5}$	100Ω
MC-0405	0.4±0.1	5±1	100Ω	C-0508	0.5±0.1	$8^{+1.5}_{-0.5}$	100Ω
MC-0803	0.8±0.1	3±1	100Ω	C-0808	0.8±0.1	$8^{+1.5}_{-0.5}$	100Ω
MC-0805	0.8±0.1	5±1	100Ω	C-1210	1.2±0.15	$10^{+1.5}_{-0.5}$	100Ω
MC-1203	1.2±0.15	3±1	100Ω	C-1610	1.6±0.15	$10^{+1.5}_{-0.5}$	100Ω
MC-1205	1.2±0.15	5±1	100Ω	C-1615	1.6±0.15	$15^{+1.5}_{-0.5}$	100Ω
MC-1603	1.6±0.15	3±1	100Ω	C-2010	2.0±0.15	$10^{+1.5}_{-0.5}$	100Ω
MC-1605	1.6±0.15	5±1	100Ω	C-2015	2.0±0.15	$15^{+1.5}_{-0.5}$	100Ω
MC-1210	1.2±0.15	10±1.5	1000Ω	C-2815	2.8±0.15	$15^{+1.5}_{-0.5}$	100Ω

＜引用＞ 取自白金測溫電阻器目錄 (Nation(株))

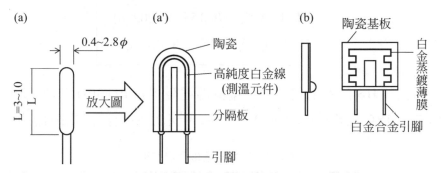

白金測溫工作原理→金屬隨溫度變化其電阻值也會跟著變化。

$$Rt = R_0[1 + At + Bt^2 + C (t\text{-}100\ t^3)] \quad -200°\sim0°的範圍$$
$$Rt = R_0(1 + At + Bt^2) \quad 0°\sim650°的範圍$$

　　但是　　　$A \simeq 3.92\times10^{-3}$ ℃
　　　　　　　$B \simeq -5.80\times10^{-7}$ ℃
　　　　　　　$C \simeq -4.27\times10^{-12}$ ℃
　　　　　　　$R_0 = 100Ω$　Rt 是在 t℃的電阻值

圖 3-2　白金測溫電阻器的外觀

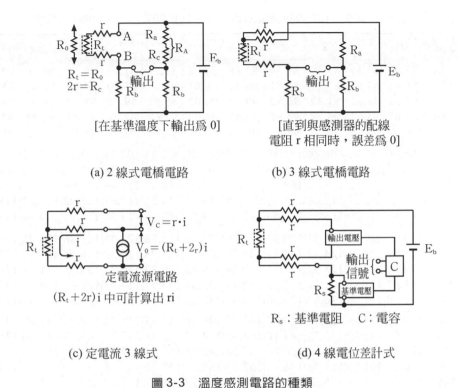

(a) 2 線式電橋電路　　　　(b) 3 線式電橋電路

[在基準溫度下輸出爲 0]　　[直到與感測器的配線
　　　　　　　　　　　　　電阻 r 相同時，誤差爲 0]

定電流源電路
$(R_t + 2r)i$ 中可計算出 ri

(c) 定電流 3 線式　　　　　(d) 4 線電位差計式

R_s：基準電阻　　C：電容

圖 3-3　溫度感測電路的種類

表 3-4　Plamic 白金測溫電阻器的規格

型　式	MC 型與 C 型		
使用溫度範圍	$-200 \sim +650$		
等　　級	JISA 級，B 級		
規 定 電 流	MC 型 A，B 級　　DC：1mA 以下		
	C 型	A 級　　DC：2mA 以下	
		B 級　　DC：5mA 以下	
電阻值(at 0 ℃)	Pt－100Ω　JPt－100Ω		

＜引用＞ 取自白金測溫電阻器目錄 (Nation(株))

表 3-5　JPt：100 的基準電阻值　$R_0 = 100.00\Omega$　　$R_{100}/R_0 = 1.3916$

溫度	0	1	2	3	4	5	6	7	8	9	10
−40	83.99	83.59	83.19	82.79	82.38	81.98	81.58	81.17	80.77	80.36	79.96
−30	88.01	87.61	87.21	86.81	86.41	86.01	85.60	85.20	84.80	84.40	83.99
−20	92.02	91.62	91.22	90.82	90.42	90.02	89.62	89.22	88.82	88.42	88.01
−10	96.02	95.62	95.22	94.82	94.42	94.02	93.62	93.22	92.82	92.42	92.02
0	100.00	99.60	99.20	98.81	98.41	98.01	97.61	97.21	96.81	96.42	96.02
0	100.00	100.40	100.80	101.19	101.59	101.99	102.38	102.78	103.18	103.57	103.97
10	103.97	104.37	104.76	105.16	105.56	105.95	106.35	106.74	107.14	107.53	107.93
20	107.93	108.32	108.72	109.11	109.51	109.90	110.30	110.69	111.09	111.48	111.88
30	111.88	112.27	112.66	113.06	113.45	113.84	114.24	114.63	115.02	115.42	115.81
40	115.81	116.20	116.59	116.99	117.38	117.77	118.16	118.56	118.95	119.34	119.73
50	119.73	120.12	120.51	120.91	121.30	121.69	122.08	122.47	122.86	123.25	123.64
60	123.64	124.03	124.42	124.81	125.20	125.59	125.98	126.37	126.76	127.15	127.54
70	127.54	127.93	128.32	128.71	129.09	129.48	129.87	130.26	130.65	131.04	131.42
80	131.42	131.81	132.20	132.59	132.98	133.36	133.75	134.14	134.52	134.91	135.30
90	135.30	135.68	136.07	136.46	136.84	137.23	137.62	138.00	138.39	138.77	139.16
100	139.16	139.55	139.93	140.32	140.70	141.09	141.47	141.86	142.24	142.63	143.01
110	143.01	143.39	143.78	144.16	144.55	144.93	145.31	145.70	146.08	146.46	146.85
120	146.85	147.23	147.61	148.00	148.38	148.76	149.15	149.53	149.91	150.29	150.67
130	150.67	151.06	151.44	151.82	152.20	152.58	152.96	153.35	153.73	154.11	154.49
140	154.49	154.87	155.25	155.63	156.01	156.39	156.77	157.15	157.53	157.91	158.29
150	158.29	158.67	159.05	159.43	159.81	160.19	160.57	160.95	161.33	161.70	162.08

＜引用＞ 取自 C-1604-1989 JPt100 的基準電阻值

　　圖 3-2 所示為白金測溫電阻器的外觀示意圖。圖中有直徑 0.4～2.8 ϕ，長度方向 3～10mm 等不同的種類。其他還有平板型(平面型元件)、玻璃管型(2 線式、3 線式、4 線式)等，依據不同使用目的與精度作取捨。

　　圖 3-3 所示為溫度測定電路的種類與特徵。圖中的白金測溫電阻器有圖(a)的 2 線式電橋放大電路、圖(b)的 3 線式電橋放大電路、圖(c)的固定電流 3 線式與(d)的 4 線電位差式等。在圖 3-3 中的電路設計之檢出電流必須要減少焦耳熱所造成的誤差(error)，在 JIS 規格中 0.2 級的規定電流為 2mA，0.5 級的規定電流為 5mA。

　　表 3-3、表 3-4 所示為 Plamic 白金測溫電阻器的實例與規格。表 3-5 所示為 JPt：100 的基準電阻值。

表 3-6   Heleus 白金測溫電阻 M-FK422.4DBS 的概要

主要項目	物理性一覽表
測溫範圍	－ 40℃～200℃
溫度係數	TCR ＝ 3850ppm/k
導線	鍍金鎳導線
長期穩定度	在 200℃ 時 1000 小時以後，最大 0.05 %
絕緣電阻	在 20℃時 10MΩ以下，在 200℃時 1MΩ以下
接續電阻	2mΩ/mm(二條導線)
測定電流	100Ω：0.3～2.0mA 1000Ω：0.1～0.3mA

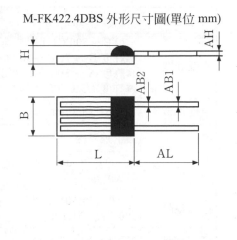

M-FK422.4DBS 外形尺寸圖(單位 mm)

型式名稱 (等級號碼)			公稱電阻	外形尺寸(單位 mm)							焦耳發熱 k/mW at 0℃	應答時間 [sec]			
												水 v＝0.4m/s		空氣 v＝1m/s	
			Ωa 0℃	L	B	H	AL	AB1	AB2	AH		t0.5	t0.9	t0.5	t0.9
32	308	574	100	3.9	2.1	0.9	10	0.4	0.3	0.2	0.3	0.2	0.3	3.4	11
32	308	575	100	3.9	2.1	0.9	100	0.4	0.3	0.2	0.3	0.2	0.3	3.4	11
32	308	576	100	3.9	2.1	0.9	170	0.4	0.3	0.2	0.3	0.2	0.3	3.4	11
32	308	580	1000	3.9	2.1	0.9	10	0.4	0.3	0.2	0.3	0.2	0.3	3.4	11
32	308	581	1000	3.9	2.1	0.9	100	0.4	0.3	0.2	0.3	0.2	0.3	3.4	11
32	308	582	1000	3.9	2.1	0.9	170	0.4	0.3	0.2	0.3	0.2	0.3	3.4	11

＜引用＞ 取自 Heleus 白金測溫電阻器目錄 P.10,11

表 3-7　Heleus 白金測溫電阻器 M-FK220 的概要

主要項目	物理性一覽表
測溫範圍	$-70℃\sim500℃$(連續動作) 容許度 B　$-70℃\sim500℃$ 容許度 A　$-30℃\sim350℃$ 容許度 1/3B　$0℃\sim100℃$
溫度係數	TCR = 3850ppm/k
導線	鍍金鎳導線
長期穩定度	在 500℃時 1000 小時以後，最大 0.04 %
絕緣電阻	在 20℃時 10MΩ以下，在 500℃時 1MΩ以下
測定電流	100Ω：$0.1\sim0.3mA$

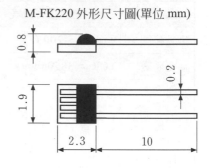

M-FK220 外形尺寸圖(單位 mm)

型式名稱 (等級號碼)			公稱 電阻	外形尺寸(單位 mm)					焦耳發熱 k/mW at 0℃	應答時間 [sec]			
										水 v = 0.4m/s		空氣 v = 1m/s	
			Ωa 0℃	L	B	H	AL	AD		t0.5	t0.9	t0.5	t0.9
32	208	440	100	2.3	1.9	0.8	10	0.2	0.4	0.2	0.4	3.0	9.0
32	208	465	100	2.3	1.9	0.8	10	0.2	0.4	0.2	0.4	3.0	9.0
32	208	466	100	2.3	1.9	0.8	10	0.2	0.4	0.2	0.4	3.0	9.0

＜引用＞ 取自 Heleus 白金測溫阻抗目錄

3.3　熱敏電阻(thermistor)

　　所謂 "熱敏電阻(thermistor)" 是由 (Thermally Sensitive Resistor) 的縮寫名稱。熱敏電阻(thermistor)一般有正溫度係數(Positive Temperature Coefficient：PTC)與負溫度係數(Negative Temperature Coefficient：NTC)兩種不同特性材料所構成。負溫度係數的熱敏電阻部分還具有可變開關(switching)特性之(Critical Temperature Resistor：CTR)的特殊熱敏電阻。"熱敏電阻(thermistor)"是一種可以感測溫度變化其內部電阻

會跟著變化的一種感測電阻器。

　　單純地稱 "熱敏電阻(thermistor)" 爲感測電阻器的話,則與鉑(Pt)或白金測溫電阻器具有相同的性質。它與熱敏電阻不同的地方,白金測溫電阻器爲金屬材質,而熱敏電阻則是屬於半導體材質。因此,熱敏電阻具有半導體的各項基本特性。

　　表 3-8 所示爲熱敏電阻的種類與特性。表 3-9 所列爲熱敏電阻的優缺點比較。

表 3-8　熱敏電阻的種類與特性

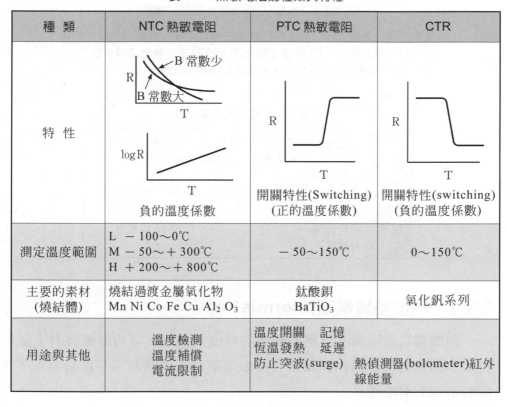

種　類	NTC 熱敏電阻	PTC 熱敏電阻	CTR
特　性	負的溫度係數	開關特性(Switching) (正的溫度係數)	開關特性(switching) (負的溫度係數)
測定溫度範圍	L － 100～0℃ M － 50～＋300℃ H ＋ 200～＋800℃	－ 50～150℃	0～150℃
主要的素材 (燒結體)	燒結過渡金屬氧化物 Mn Ni Co Fe Cu Al$_2$O$_3$	鈦酸鋇 BaTiO$_3$	氧化釩系列
用途與其他	溫度檢測 溫度補償 電流限制	溫度開關　記憶 恆溫發熱　延遲 防止突波(surge)	熱偵測器(bolometer)紅外線能量

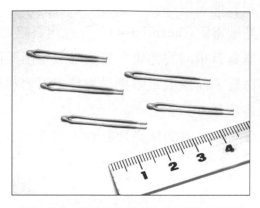

照片 3-2　溫度感測器(熱敏電阻)的實例

溫度感測器大體上可分為接觸式與非接觸式兩種。接觸式有白金測溫
電阻器、熱敏電阻、IC 積體電路化溫度感測器、熱電偶等。照片中
的為 NTC 熱敏電阻(NTSD0XH103FE1B0)村田製作所。

表 3-9　熱敏電阻的優缺點

優　點	當溫度改變時電阻值的變化大(輸出感度高)。 由於可作大量生產，因此價格較便宜。 小型、堅固。 由於高感度的關係，因此容易作電子處理。
缺　點	非線性元件。 溫度範圍小。 互換性差。

3.3.1　關於熱敏電阻(thermistor)

　　熱敏電阻是隨溫度改變而變化的溫度感測器，電的傳導機制主要是
利用半導體材料不純物作載子。熱敏電阻的傳導機制可以區分為電子N
型與電洞P型兩種。

　　一般來說，半導體電的傳導要看電子與電洞的數目，也就是由包含
電子與電洞載子(carrer)的濃度與電子、電洞本身在半導體材料中漂移
的速度(電子移動率)兩者的乘積來決定的。

電子比電洞的漂移速度(電子移動率)大，也就是 N 型半導體比 P 型半導體的速度大。

電子與電洞的數量除了會隨溫度變化以外，元件表面吸附的物質也會產生變化，故溫度感測器的表面需要鍍上一層玻璃膜以防止吸附。

熱敏電阻的材質為金屬氧化物(如NiO、CoO、MnO等)半導體或陶磁半導體(ceramics semiconductor)等，其電阻非常高，即使很小的元件電阻值也有從數 kΩ到數十 kΩ。熱敏電阻具有小型化、熱容量很小、應答速度快，因此是非常容易使用的溫度感測器。圖 3-4 所示為熱敏電阻的工作原理圖。

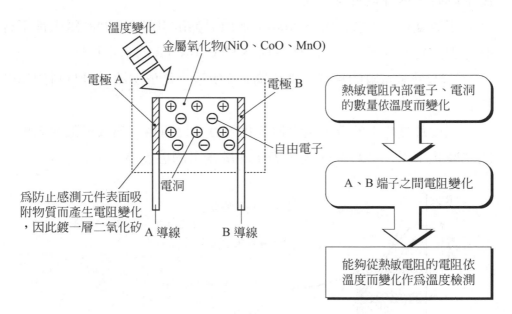

圖 3-4　熱敏電阻的工作原理

負溫度係數熱敏電阻(NTC thermistor)與陶瓷電容的性質相同，也可以使用陶瓷材料來製作，由於它與陶瓷同樣堅硬也易碎，因此導電性差。正溫度係數熱敏電阻則是由錳、鎳、鈷、鐵、鉻、銅等，過渡金屬氧化物的半導體材料所構成。

　　氧化鎳(NiO)與氧化錳(Mn_3O_4)單獨是不導電的，必須兩個種類混合一起作燒結而表示成以下的公式：

$$Mn_xNi_{(1-2x)}{}^{2+}Ni^{3+}O_4 \dotfill ①$$

氧化鎳(NiO)與氧化錳(Mn_3O_4)的原子價也不合。可以從公式①看到原子價呈電中性，且有電洞，可導電。因此NTC熱敏電阻可說是原子價控制的半導體。

　　負溫度係數熱敏電阻(NTC thermistor)是陶瓷半導體，與矽電晶體與二極體同樣具有負溫度係數。當溫度上昇時，內部電阻值會減少，溫度下降時，內部電阻會增加。

　　正溫度係數熱敏電阻(posistor)與臨界熱敏電阻(CTR)的電阻都不會有急驟的變化，表3-8所示為NTC、PTC與CTR的基本特性。

　　NTC熱敏電阻的溫度特性如圖3-5所示，是依熱敏電阻材料的種類而定，稱為B常數。

　　溫度每變化1℃時，電阻值變化的百分比稱為"熱敏電阻的感度"或"變化率α"。變化率α大，表示熱敏電阻的感度高。

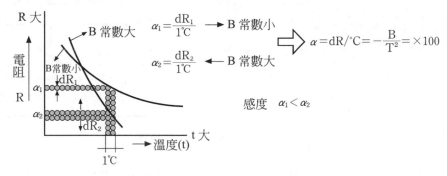

圖3-5　熱敏電阻的溫度特性

3.3.2　熱敏電阻的基本公式

　　熱敏電阻會隨著周圍溫度的改變其內部電阻也會跟著變化的一種測溫電阻器。熱敏電阻的基準溫度為T_s，基準溫度為T_s +273.15 時的電阻值R_s必須要很明確才可以。基準溫度為T_s時的電阻值R_s，一般基準溫度為T_s是在 25℃稱為 "公稱電阻值" 處理的。因此，假設幾歐姆(Ω)的熱敏電阻，其電阻值是以25℃的基準溫度之數值表現的意思。若已知熱敏電阻的T_s與R_s，則各種溫度下的電阻值便可以由已知的T_s與R_s值計算出 B 常數，從以下公式②～④求出。

$$電阻 R 為\ R = R_s\, \exp B \left(\frac{1}{T + 273.15} - \frac{1}{T_s + 273.15} \right) \quad\text{②}$$

$$溫度 T 為\ T = \left[\frac{1}{T_s} - \frac{\ln\left(\dfrac{R}{R_s}\right)}{B} \right]^{-1} - 273.15 \quad\text{③}$$

$$B 常數為\ B = \ln \frac{\dfrac{R}{R_s}}{\left(\dfrac{1}{T + 273.15}\right) - \left(\dfrac{1}{T_s + 273.15}\right)} \quad\text{④}$$

其中，$T_s＝R_S(\Omega)$為熱敏電阻的溫度

　　　　$R_s＝T_S(℃)$為熱敏電阻的電阻值

　　　　$T＝$電阻 $R(\Omega)$欲求的溫度

　　　　$R＝$溫度 $T(℃)$欲求的電阻值

3.3.3　熱敏電阻的基本電路

　　使用熱敏電阻進行溫度測量時考慮各種電路結構的方式，一般是依據各種不同使用目的與要求精度來選擇。

　　圖 3-6 所示為熱敏電阻的基本電路。圖(a)稱為元件互換型，將熱敏電阻的溫度係數特性直接輸出，不容易改變元件的特性。但是在電路設計上的自由度很大，與運算放大器、對數信號處理電路一起併用將可以改善溫度特性。

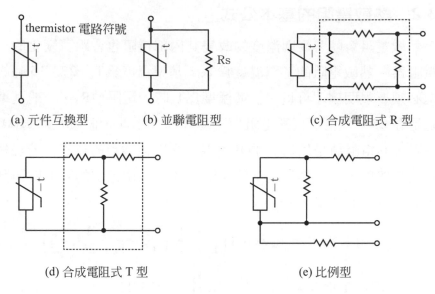

(a) 元件互換型　　　　(b) 並聯電阻型　　　　(c) 合成電阻式 R 型

(d) 合成電阻式 T 型　　　　　　　(e) 比例型

圖 3-6　熱敏電阻的基本電路

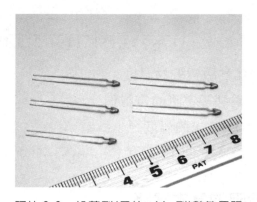

照片 3-3　松葉型(晶片 chip 型)熱敏電阻

松葉型熱敏電阻剛開始是使用在各種溫度的量測上，之後也有用在溫度檢測器與各種電路的溫度補償。照片中所見的是 NTC 熱敏電阻(NTSA0XH103FE1B0)村田製作所。

　　圖(b)是組合一個熱敏電阻與並聯一個電阻，構成正確簡單的線形電路。在電路特性方面，當溫度 50℃ 以下非線形性低於 ±1%。另外，分流電阻 R_s 設定為熱敏電阻 R_{th} 的 0.35 倍。

　　圖(c)與圖(d)稱爲合成電阻型，合成電阻型的溫度係數較小。合成電阻型在電路的結構上又可區分爲 R 型與 T 型兩種，適用在比較寬廣的溫度量測範圍，精度也比較高，大多使用在單一台的檢測機器。圖(e)稱爲比例式，它在電路構造上爲直線特性。

3.3.4　各種不同的溫度檢出電路

　　有關於熱敏電阻的種類、特性與基本電路已在本章的 3.3.1 節至 3.3.3 節中詳述介紹過，在此再舉出比較具體的溫度檢出電路。

　　圖 3-7 所示爲各種不同的溫度檢出電路的具體實例。

　　圖(a)的熱敏電阻串接一電阻 R，輸出 E_0 爲

$$E_0 = \left(\frac{R}{R_{th} + R} \right) \cdot E_b \quad\dotfill① $$

圖(a)屬於簡單型電路，圖(a)中電源的電壓變化是直接顯現在輸出，一般是與安定化電源併用。

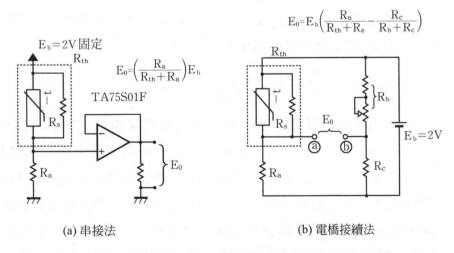

(a) 串接法　　　　　　　　　　(b) 電橋接續法

圖 3-7　熱敏電阻的溫度檢出電路

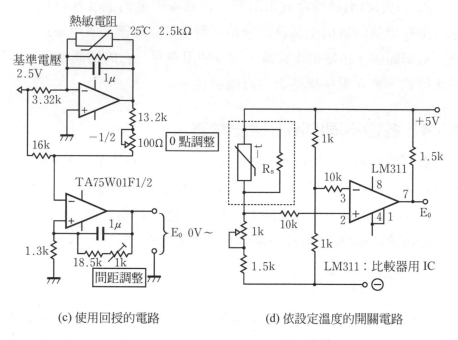

(c) 使用回授的電路　　　　　(d) 依設定溫度的開關電路

圖 3-7　熱敏電阻的溫度檢出電路(續)

　　圖(b)是電橋接續法。在電阻電橋的左上側插入熱敏電阻。電路的
輸出端子(a)與(b)之間的偏差電壓輸出，輸出E_0為

$$E_0 = E_b \left(\frac{R_a}{R_{th} + R_a} - \frac{R_c}{R_b + R_c} \right) \cdots\cdots\cdots\cdots\cdots ②$$

圖(c)是熱敏電阻與運算放大器結合的負回授電阻電路之實例。圖(c)中
的電源電路是採用 2.5V 的基準電壓與電阻，所產生的電流隨著熱敏電
阻的電阻變化轉換成電壓輸出，用運算放大器作電壓的輸出。在輸出電
壓的電路構造上固定偏壓(bias)，再對應溫度信號之輸出電壓作輸出。

　　圖(c)電路中的熱敏電阻直接連接包含運算放大器的負回授電路，容
易受到外部雜訊的影響。因此，感測器(熱敏電阻)電路配線要儘可能的短。

　　圖(d)是組合熱敏電阻與比較器(comparator)的電路實例。這是利用
設定一溫度值然後與比較器(comparator)作開關(switching)的電路構

造。圖中比較器(comparator)用 IC 與適當的磁滯(hysteresis)特性，到達設定溫度會有良好的開關(switching)特性。

◎ **熱敏電阻是歐姆的構造(無極性)。**

◎ **熱敏電阻分為直熱型與旁熱型。**

◎ **熱敏電阻的外觀有珠粒型(bead)、碟型(disk)與松葉型(chip)等。**

3.3.5　正溫度係數熱敏電阻器(posistor)的應用

　　正溫度係數熱敏電阻器(posistor)為一具有正溫度特性的熱敏電阻，基本特性是在設定溫度附近顯示隨溫度上升增加電阻值的特性，它的主要成分是鈦酸鋇($BaTiO_3$)，將鈦酸鋇($BaTiO_3$)添加微量的希土類元素(Y、La、Dy)等成為N型半導體。這是鈦氧鋇特有的居里點之相轉移，其導電性會有明顯變化的性質且呈正溫度係數的熱敏電阻。

　　特別是在設定溫度附近隨著溫度上升電阻值會明顯增大，可以廣泛地作為各種保護電路使用。應用實例有溫度開關(switch)、防止突波電流(surge)、定溫加熱、延遲動作與記憶裝置等。

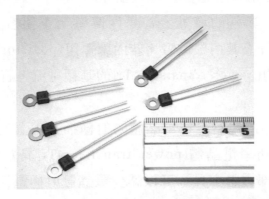

照片 3-4　正溫度係數熱敏電阻器(posistor)的實例

正溫度係數熱敏電阻器(posistor)是正溫度係數熱敏電阻。此一特性會在設定溫度附近隨著溫度上升呈現急驟的電阻值變化。照片中為 PTC 熱敏電阻(PTFM04B471Q2N34B0)村田製作所。

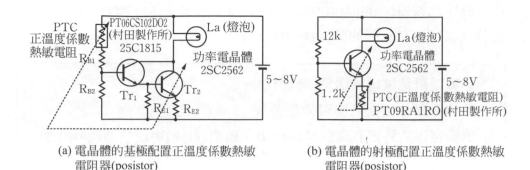

(a) 電晶體的基極配置正溫度係數熱敏
　　電阻器(posistor)

(b) 電晶體的射極配置正溫度係數熱敏
　　電阻器(posistor)

圖 3-8　使用正溫度係數熱敏電阻器(posistor)的保護電路

　　與以上相似的熱敏電阻還有極限熱敏電阻(Critical Temperature Resistor，CTR)，這也是以設定溫度附近隨著溫度上升呈現急驟的電阻值變化，極限熱敏電阻(CTR)與前面不同的地方是負溫度係數(NTC thermistor)。無論正溫度係數熱敏電阻器(PTC thermistor or posistor)與極限熱敏電阻(CTR)都是屬於感溫開關的一種，都可以作相同的應用。

　　圖 3-8 所示是使用正溫度係數熱敏電阻器(posistor or PTC 熱敏電阻)的功率電晶體(power transistor)的保護電路。圖(a)電路中是在電晶體的基極配置正溫度係數熱敏電阻器(posistor)，若功率電晶體(power transistor)Tr_1有異常的發熱，溫度會傳導至正溫度係數熱敏電阻器(posistor)進而提高其內部電阻。若內部電阻(posistor)的電阻過高，會降低功率電晶體(power transistor)Tr_1的基極電流，將可抑制Tr_1的集極電流。

　　圖 3-8(b)中的電路是在電晶體的射極插入正溫度係數熱敏電阻器(posistor)，若功率電晶體(power transistor)Tr_1異常發熱使得電阻器(posistor)的內部電阻上昇，可以減少電晶體射極電流的動作。此一電路結構是依據電阻器(posistor)因溫度上升而增加內部電阻而減少電晶體射極電流的保護電路。

表 3-10　熱敏電阻一覽表

●溫度檢知用樹脂徑向型負溫度係數熱敏電阻(resin radial NTC thermistor)(村田製作所)

■用途
・二次電池回收的溫度檢知用
・充電電路的溫度檢知用

・印表機磁頭的溫度檢知用
・DC 風扇馬達的溫度檢知用
・家電產品的溫度檢知用

使用溫度範圍−40℃～＋125℃
熱時常數(25℃)7 秒以下

產品號碼	電阻值 (25℃) (KΩ)	B 常數 (25～50℃) (K)	容許動作電流 (25℃) (mA)	固定電力 (25℃) (mW)	熱擴散常數 (25℃) (mV/℃)
NTSA0XM202□E1B0	2.0	3500±1%	1.05	21	2.1
NTSA0XM502□E1B0	5.0	3700±1%	0.68	21	2.1
NTSA0XH103□E1B0	10	3380±1%	0.38	15	1.5
NTSA0XV103□E1B0	10	3900±1%	0.46	21	2.1
NTSA0WB203□E1B0	20	4050±1%	0.31	21	2.1
NTSA0WC303□E1B0	30	4100±1%	0.26	21	2.1
NTSA0WD503□E1B0	50	4150±1%	0.20	21	2.1
NTSA0WF104□E1B0	100	4250±1%	0.14	21	2.1

□是表示輸入電阻值的容許誤差碼(code)。(F：±1%, E：±3%)

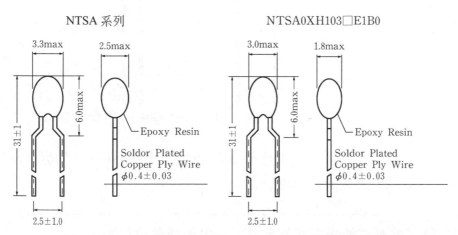

NTSA 系列　　　　　　　　　　　　NTSA0XH103□E1B0

＜引用＞ 取自 NTC 熱敏電阻目錄：Cat.No.R44−7 P21(村田製作所)

●PTC 熱敏電阻徑向型式(radial type)(Track 日本)
■過電流保護用

型式名稱	開關溫度 (℃)	室溫電阻值 (Ω)	最大使用電壓 (V)	最大電流 (A)	不動作電流 (mA)	動作電流 (mA)	尺寸大小			
							Dmax (mm)	Tmax (mm)	F (mm)	d (mm)
PT13RA1R0	125±10	1.0±30%		4.0	550	2160	13.5	4.0	7.5	0.6
PT09RA1R0		1.0±30%		4.0	360	1400	13.5	4.0	7.5	0.6
PT09RA2R2		2.2±30%		2.0	210	840	9.6	5.0	5.0	0.5
PT09RA3R3	90±10	3.3±30%	24	2.0	180	680	9.6	5.0	5.0	0.5
PT09RA4R7		4.7±30%		2.0	150	570	9.6	5.0	5.0	0.5
PT09RA6R8		6.8±30%		2.0	120	470	8.2	5.0	5.0	0.5
PT09RA100		10±30%		2.0	100	390	8.2	5.0	5.0	0.5

外形尺寸

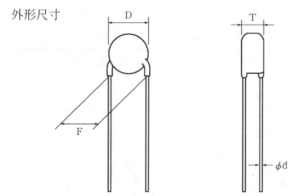

<引用> 取自 PTC 熱敏電阻徑向型式目錄：9504－3000(Track 日本)

　　圖中的點線是表示正溫度係數熱敏電阻器(posistor)與功率電晶體(power transistor)的熱傳導之連結。

◎ 除了熱應答速率很好外，也可使用小型熱敏電阻。

◎ 熱敏電阻的 B 常數是溫度係數的關鍵因素。

◎ 檢測用熱敏電阻是可將焦耳熱抑制到最低的限度。

積體電路(IC)化之溫度感測器

　　積體電路(IC)化之溫度感測器是應用矽電晶體(transistor)的對溫度因素依存性，也就是在電晶體基極與射極之間的電壓(V_{BE})對溫度改變幾乎呈直線變化的現象。此一特性除了電晶體(transistor)以外，提高二極體的順向電壓V_F也是共通的。

　　一般稱爲"溫度感測器"是指"熱敏電阻"與"白金測溫電阻器"，由於熱敏電阻與白金測溫電阻器必須要確保溫度改變呈直線特性，都必須要設計外部線性電路，以補正溫度感測單體的非線性。

　　針對以上問題，積體電路(IC)化溫度感測器的內部電路與感溫元件(偵測元件)是呈一體化或單一晶片化，無須再作外部電路的修正。因此，除非特殊的溫度量測，一半以上的應用都可以用積體電路(IC)化溫度感測器替換之。舉例來說，電子體溫計、室溫計、空調的溫度控制器、電子電路的溫度補償等各種不同應用。特別是電流輸出型的積體電路(IC)化溫度感測器AD590(analogy device)可以使用在很廣泛的溫度量測範圍。

3.4.1　積體電路(IC)化溫度感測器的工作原理

　　積體電路(IC)化溫度感測器AD590是利用電晶體(transistor)基極與射極間的電壓V_{BE}與溫度之間關連特性，可以用μA爲單位的電流輸出以表示絕對溫度K(Kelvin)之二端子構造的溫度感測器。

　　圖 3-9(a)爲 AD590 的內部等效電路。圖中的Q_8與Q_{11}的電壓是與絕對溫度成正比的電晶體(transistor)，而電晶體R_5與R_6是將電壓依照電阻轉換成電流。電晶體Q_{10}的集極電流是追隨電晶體Q_9與Q_{11}的集極電流以供給積體電路(IC)內部所有的基極電流與其他部分電路的電流。因此，電路的全電流I_T就會與絕對溫度 T 呈正比例。

在此一情況下，測溫感度為 1μA/K [Kelvin]。在 25℃下(298.2K)
的輸出電流為298.2μA。

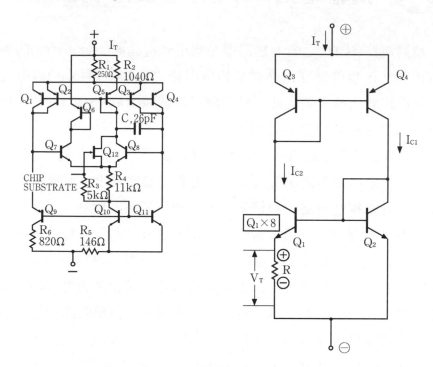

(a) 內部等效電路　　　　　　　(b) 內部等效電路的簡概略圖

<引用>取自 IC 化溫度感測器-AD590 series catalog(analogy device)

圖 3-9　積體電路(IC)化溫度感測器的內部等效電路與簡略圖

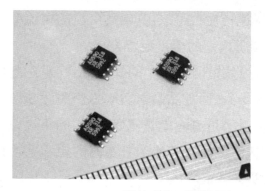

電流輸出型的積體電路(IC)化溫
度感測器 AD590(analogy de-
vice)可使用至很廣的測溫範圍。

照片 3-5　積體電路(IC)化溫度感測器

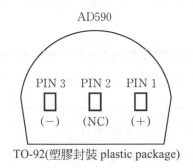

AD590

PIN 3　PIN 2　PIN 1

(−)　　(NC)　　(+)

TO-92(塑膠封裝 plastic package)

圖 3-10　積體電路(IC)化溫度感測器
　　　　的引腳(pin)排列

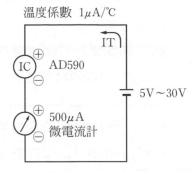

溫度係數　$1\mu A/℃$

IT

IC　AD590

5V~30V

$500\mu A$
微電流計

圖 3-11　使用 AD590 的簡單型溫度計

圖 3-9(b)為積體電路(IC)化溫度感測器的電路簡略圖。圖(b)中是電晶體Q_3與Q_4將全電流I_T分流至相同大小的集極電流I_{c1}。電晶體Q_1是與Q_1相等的 8 個電晶體並聯，故可以得到Q_1電流密度J_1的 8 倍。

在電阻 R 兩端的電壓V_T可以表示成以下的關係式。

$$V_T = V_{BE1} - V_{BE2} = \frac{KT}{q} \ln \frac{J_1}{J_2} = \frac{K}{q}(\ln 8)T \quad\quad\quad ①$$

$$= 179 \times 10^{-6} \ [V] \quad\quad\quad ②$$

其中，K＝波茲曼(Boltzmann)常數，q 為電子的帶電荷量，T 為絕對溫度[K]。由於此一電路的全電流$I_T = I_{C1} + I_{C2} = 2I_{C2}$，全電流$I_T$與絕對溫度 T 成正比例。

圖 3-10 所示為積體電路(IC)化溫度感測器的引腳(pin)排列。

3.4.2　積體電路(IC)化溫度感測器的應用電路

(1) 使用 AD590 的簡單型溫度計

圖 3-11 所示為組合積體電路(IC)化溫度感測器：AD590 串接一 500μA 微電流計的簡單型溫度感測電路。如前面所說過的，在 25℃下 AD590 積體電路(IC)化溫度感測器的溫度輸出電流為 298.2μA，其溫度係數為

1μA/℃接續全尺度(full scale) 500μA微電流計,可以讀出電流值:I_T轉換成的溫度變化。

此一積體電路(IC)化溫度感測器的校正誤差大約爲±1℃,若同一系列(series)的AD590M型溫度感測器校正誤差可以減少一半(±0.5℃)以下。

◎ 積體電路(IC)化溫度感測器有電流輸出型與電壓輸出型。

◎ 積體電路(IC)化溫度感測器的測溫範圍比熱敏電阻小。

(2) 將 AD590 作成 2 個串接的溫度計

圖 3-12 所示爲將 2 個電流輸出型的溫度感測器串接的電路實例。利用 2 個溫度感測器串接的基本特性爲對兩個IC中最小電流的輸出,它可以量測感測溫度比較低的溫度。若將此兩個溫度感測器作並接的電路時,則顯示平均溫度的輸出電路。

(3) 單點調整法電壓輸出電路

使用積體電路(IC)化溫度感測器:AD590 系列溫度計的電路結構的是依據溫度補償伴隨著少許的測溫誤差。在此一情況下,可以利用調整外附電阻以進行補正。調整的方法有單點調整法與 2 點調整法。圖 3-13 所示爲單點調整法。圖中使用積體電路(IC)化溫度感測器:AD590的外附電阻即使產生變化,輸出依照 1mV/K 的比例作微調整。AD590 系列對應溫度誤差的等級(grade)有 J 型(Tmax ±5℃)、K 型(Tmax ±2.5℃)、L 型(Tmax ±1℃)與 M 型(Tmax ±0.5℃)等。

(4) 2 點調整法電壓輸出電路

使用積體電路(IC)化溫度感測器:AD590 系列(series)作高精度的溫度測量時,可以併用運算放大器的 2 點調整法電壓輸出電路。圖 3-14 所示爲 2 點調整法的電壓輸出電路實例。圖中依據V_{r1}而將 0℃時的輸出電壓調整至 0 [V]，然後再依據V_{r2}將 100℃時的輸出電壓調整至 10 [V]。
由於溫度係數爲 100mV/℃，輸出是 1V，那就表示溫度爲 10℃。

　　表 3-11 所列爲積體電路(IC)化溫度感測器 AD590 系列的一覽表。

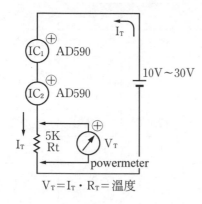

$V_T = I_T \cdot R_T = $ 溫度

圖 3-12　將 AD590 作成 2 個串接
　　　　　的溫度計

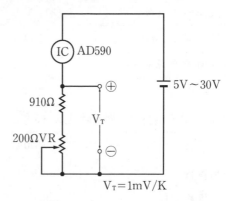

$V_T = 1$mV/K

圖 3-13　單點調整法電壓輸出電路

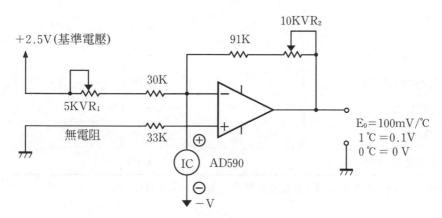

圖 3-14　2 點調整法電壓輸出電路

表 3-11　積體電路(IC)化溫度感測器 AD590 系列一覽表

項　目	AD590I	AD590J	AD590K	AD590L	AD590M
輸出電流 at 25℃(298.2K)	298.2μA	←	←	←	←
公稱溫度係數	1μA/℃	←	←	←	←
校正誤差 (max)	±10.0℃	±5.0℃	±2.5℃	±1.0℃	±0.5℃
絕對誤差 (max)					
無外部調整	±20.0℃	±10.0℃	±5.5℃	±3.0℃	±1.7℃
在 25℃下調整至誤差 0 時	±5.8℃	±3.0℃	±2.0℃	±1.6℃	±1.0℃
非線性	±3.0℃	±1.5℃	±0.8℃	±0.4℃	±0.3℃
再現性	±0.1℃	←	←	←	←
長期穩定性	±0.1℃/月	←	←	←	←
反偏壓漏(bias leak)電流	10pA	←	←	←	←
動作電壓範圍	＋4～＋30V	←	←	←	←
順向電壓 E⁺－E⁻	＋44V				
逆向電壓 E⁺－E⁻	－20V				
崩潰(break down)電壓	±200V				
固定動作溫度	－55～＋150℃				
保存溫度	－65～＋175℃				
端子溫度(10 秒)	300℃				

＜引用＞取自積體電路(IC)化溫度感測器目錄(Analogy Device)

3.4.3　電壓輸出型積體電路(IC)化溫度感測器

　　前面所提到的AD590為電流輸出型積體電路(IC)化溫度感測器。以下內容將介紹幾個電壓輸出型積體電路(IC)化溫度感測器：LM35 系列(National Semiconductor)的應用電路實例。圖 3-15 所示為電壓輸出型積體電路(IC)化溫度感測器：LM35 series(National Semiconductor)應用電路實例，圖中為單一電源的溫度感測器電路。圖 3-16 所示為＋2℃～＋150℃的溫度感測器電路。圖 3-17 所示為全尺度(full range)謝氏溫度計。

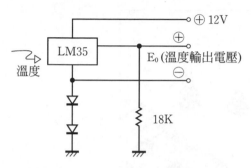

圖 3-15　單一電源的溫度感測器電路

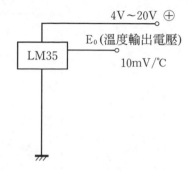

圖 3-16　＋2℃～＋150℃溫度感測器的電路

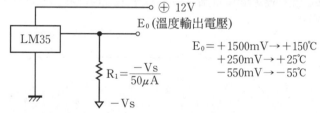

<引用>取自積體電路(IC)化溫度感測器 LM35 系列目錄(National Semiconductor)

圖 3-17　全尺度(full range)謝氏溫度計

3.4.4　溫度控制電路

圖 3-18 所示為溫度控制電路的實例。圖中使用積體電路(IC)化溫度感測器 LM35(National 半導體)、比較器(comparator)用 IC、電力放大部與加熱器等。

以下將針對圖 3-18 所示之溫度控制電路之動作作說明。依不同的溫度來設定 S(set)基準電壓 V_S 與檢出溫度之關係，再將加熱器 H 作加熱。經過一段時間加熱器發熱產生高溫，會有 $V_N > V_S$ 的關係，功率電晶體(power transistor) Tr₁呈 OFF 的狀態。到達設定的溫度時停止加熱器的加熱。溫度的調整以設定溫度V_S為中心反覆作ON-OFF，最後到達設定電壓$V_S \sim V_N$。

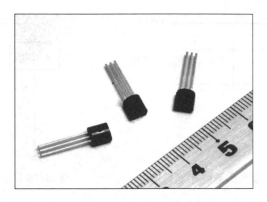

照片 3-6　積體電路(IC)化溫度感測器的實例

電壓輸出型積體電路(IC)化溫度感測器LM 系列(National Semiconductor)的 LM35。

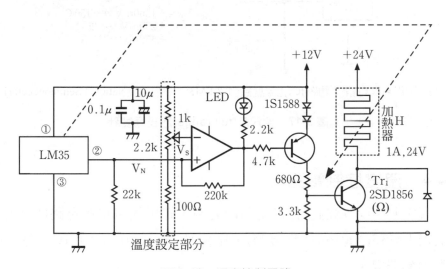

圖 3-18　溫度控制電路

　　圖 3-18 所示的為基本型的溫度控制電路，它可利用各種不同的溫度調整電路。圖中的發光二極體(LED)定作為顯示用，依據此發光二極

體(LED)的顯示可以確認加熱器 H 的加熱動作。此一電路使用比較器(comparator)用 IC 來提高在設定溫度附近的開關(switching)特性。

　　表 3-12 所示為積體電路(IC)化溫度感測器 LM35 系列的一覽表。

表 3-12　Analogy Device 溫度感測器：LM 系列一覽表

產品名稱	LM19/LM20	LM35	LM45
特　點	低消費電力溫度感測器	高精度溫度感測器	價格低廉溫度感測器
動作電源電壓範圍	2.4V～5.5V	4V～20V	4V～10V
動作溫度範圍	－55℃～＋130℃	0℃～＋100℃	0℃～＋100℃
溫度精度 (全動作溫度範圍)	±2.5/±5.0℃	±1.0/±1.5/ ±1.5/±2.0℃	±3.0/±4.0℃
溫度係數	－11.77mV/℃	＋10mV/℃	＋10mV/℃
消費電流(typ)	4μA	106μA/92μA/ 106μA/92μA	120μA

產品名稱	LM60	LM61	LM62
特　點	對應低電壓 溫度感測器	對應低電壓 溫度感測器	對應低電壓 溫度感測器
動作電源電壓範圍	2.7V～10V	2.7V～10V	2.7V～10V
動作溫度範圍	－40℃～＋100℃	－30℃～＋100℃	－10℃～＋90℃
溫度精度 (全動作溫度範圍)	±3.0/±4.0℃	±3.0/±4.0℃	±3.0/±4.0℃
溫度係數	＋6.5mV/℃	＋10mV/℃	＋15.6mV/℃
消費電流(typ)	82μA	82μA	130μA

特徵
攝氏(℃)溫度下直接作校正
最適合無線遙控應用(remote application)
依據晶圓階段修正(wafer level trimming)而低成本化
焦耳熱低、在靜止空氣下為 0.08℃
±1/4℃ 以下的非線性(代表值)
低輸出電阻，1mA 負載下為 0.1Ω

TO-92
Plastic Package

+Vs Vout GND

BOTTOM VIEW

＜引用＞ 取自積體電路(IC)化溫度感測器 LM35 系列目錄 (National Semiconductor)

[第4章]

濕度感測器

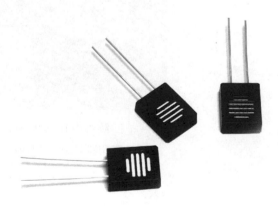

濕度感測器

所謂"濕度感測器"可以感測大氣中濕度的感測器，最古老的濕度感測器為毛髮濕度計，一直到目前才改用金屬氧化物與高分子薄膜製成的小型輕量的濕度感測器。

所謂"濕度"(Humidity)表示大氣中(空氣)乾濕的程度，濕度是空氣中所含水蒸氣的量與在該溫度下最大含有水蒸氣量之比率。濕度是以百分比來表示，當濕度值變大時，就表示空氣中水蒸氣的含量變大。

濕度是以百分比來表示，一般稱為"相對濕度"。所謂"絕對溫度"空間為每 1m³ 的空氣中所包含的水蒸氣量，並且以公克表示之。

相對濕度可以得到以下的關係式：

$$H = \frac{P}{P_s} \times 100 \ [\% \ RH] ....①$$

其中，H為相對濕度(Relative Humidity)，P為空氣中的水蒸氣壓，P_s相同的溫度之下的飽和水蒸氣壓。

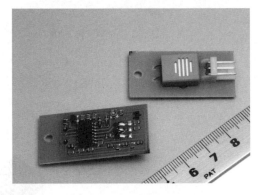

照片 4-1　濕度感測器
濕度感測器 HU1012NA(Track 日本)

　　檢測濕度的方法有很多，一般知道有毛髮式、乾濕球式、石英振盪式、高分子與金屬氧化物等濕度感測器。

　　在性質上毛髮式與乾濕球式是屬於比較大型的濕度感測器，不像一般小巧型感測器。

　　高分子與金屬氧化物可以製作成小型輕量化，可以滿足一般小巧型感測器的條件。本章將針對濕度感測器作詳細的介紹。

 ## 濕度檢測方法與種類

　　前面已說明檢測濕度的方法有很多種，茲舉出比較具代表性的如圖4-1所示。

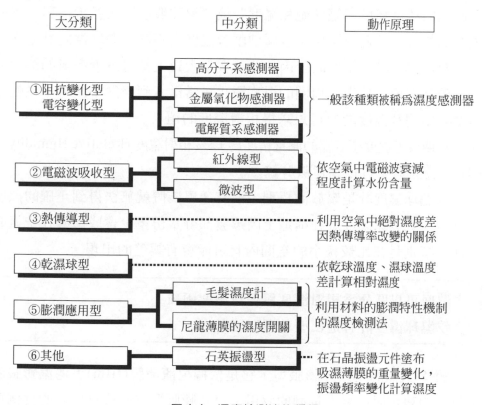

圖 4-1　濕度檢測法的種類

　　第 1 大類第 1 項稱為電阻型與電容型。電阻型與電容型皆屬於小型、輕量、電子信號易處理等特點，是目前濕度感測器的主流。其次，第 2 項是電磁波吸收型，電磁波吸收型是依據空氣中的水分在某特定波長帶中所吸收的紅外線能量之現象，可以檢測瞬間高精度的絕對濕度、相對濕度與露點溫度。電磁波吸收型為非接觸式的濕度感測器，可以應用作腐蝕性氣體的含水量與氣體的濕度檢測。電磁波吸收型屬於光學式的，它的應答速度很快，可以在高溫與高壓下作濕度的檢測。

　　第 1 大類中的熱傳導型，熱傳導型應用空氣中的絕對濕度因熱傳導率不同而改變。第 4 大類的乾濕球型，這是檢測濕度的標準方法，乾濕球型的動作原理是分別將 2 支形狀與大小皆相同的玻璃溫度計作並排，其中一支的感溫部分最下端浸在蒸餾水中，並設計強制通風的機能，所量測到的溫度稱為 "絕熱飽和溫度" 或 "濕球溫度" 很相近。另一支所量測到的溫度為乾球溫度，以區別兩者溫度之不同。濕球溫度計是利用水的蒸發熱來降低溫度的，因此此蒸發量大致上都可降低空氣的濕度。

　　乾球溫度計是表示周圍的溫度變化，當兩者到達熱平衡時，從乾球溫度計與濕球溫度的值可以求得相對濕度的值。

　　熱傳導型濕度感測器的測量精度為 ±2% 相對濕度 (Relative Humidity，RH)，應答時間可以到達數分鐘。

　　乾濕球濕度計是屬於簡單型，沒有通風裝置就無法得到正確的濕度量測值。乾濕球濕度計在構造上因蒸發部分水份多少會成影響在空氣的條件，特別是在比較狹小的空間內有可能會有誤差的出現。

◎ 濕度可以區分為相對濕度與絕對濕度兩種。
◎ 乾濕球濕度計有通風型乾濕濕度計。

　　第 5 大類的是尺寸膨脹型，它是依據尼龍薄膜(film)等遇濕膨脹產生尺寸的變化而作濕度量測的應用。尺寸膨脹型方面最具代表的實例為小學理化課本所教的「毛髮濕度計」。由於毛髮濕度計本身的應答速度比較遲，而且具有數個%的磁滯(hysteresis)特性，是不太準確的濕度計。它在構造上可以觀察到因濕度變化而毛髮產生機械性的變位，可以很容易掌握到濕度的變化現象。

尺寸膨脹型濕度計漸漸朝高分子薄膜等材料製成的濕度開關，在初期的濕度控制方面在使用時大都還需要使用加濕器，但是現在幾乎都已不太需要使用了。

第 6 大類是其他濕度檢測方法。這一大類中也是包含許多種類，比較特殊的也有。例如，一般使用頻率比較高的石英振盪式濕度感測器。石英振盪式濕度感測器是在石英振盪子表面塗布吸濕薄膜，吸濕薄膜吸附水分將增加重量的變化會改變振盪頻率變化的濕度計。

石英振盪式濕度感測器的量測精度在±2%以內，0℃～60℃的溫度下相對濕度(RH)的檢測範圍為 0[%]～100[%]。由於吸濕薄膜若吸附灰塵(dust)或油污(oil mist)等將直接影響使用的壽命，因此石英振盪子的維護是很重要的。

以上提出的是比較具代表性的濕度檢測方法，其中能夠滿足濕度感測器的要件是第一大類的電阻型與電容型。

4.3　濕度感測器的主要用途

濕度感測器有很多用途，主要的用途是作為空氣調節器(air conditioner)(或空調設備)的濕度控制(control)使用。其他還可應用至各種儲存食物的貯藏庫、生物研究所、各種化學工廠(plant)等方面。在日常生活中的應用例子為超音波加濕器、VTR 的結露檢測器、數位溫濕度計等。圖 4-2 所示為濕度感測器的主要用途。在此所提出的應用只是部分而已，其他未列的濕度感測器應用尚有很多。

專　欄

毛髮依據濕度大小比例而伸縮其長短

　　人類毛髮在相對濕度很大，將以此比例而伸展其長度。利用此一現象作為毛髮濕度計(polymeter)。毛髮濕度計(polymeter)的體積大，應答特性遲，幾乎都已不太使用。一般是使用電阻型與電容型的濕度感測器。

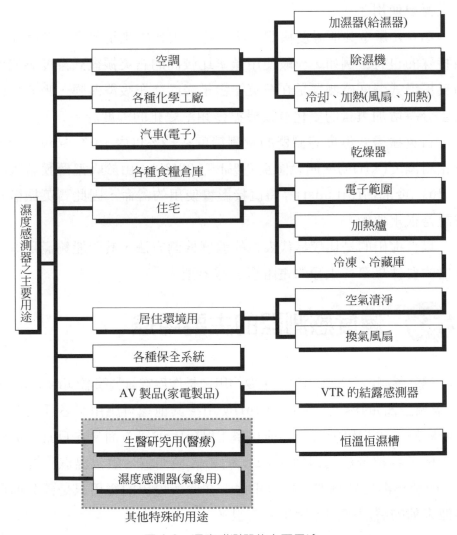

圖 4-2　濕度感測器的主要用途

電阻型與電容型濕度感測器

4.4.1 電阻型濕度感測器

電阻型濕度感測器對應溫度改變而內部電阻也隨之變化。濕度感測器施加交流以取出其變化信號，捕捉感濕部位的電阻變化作為濕度變化，被稱為電阻變化型濕度感測器。

電阻型濕度感測器的種類有很多，也有些是無法明確區分出來的。在此針對常使用到的方法加以說明。

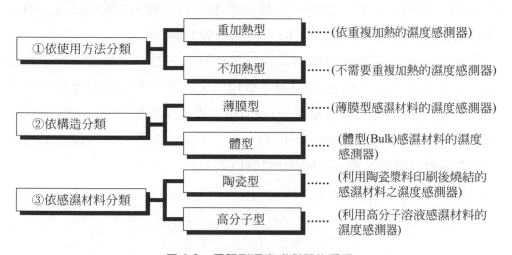

圖 4-3 電阻型濕度感測器的種類

圖 4-3 所示為電阻型濕度感測器的種類。首先，第 1 大類是依據使用方法作分類，包括重加熱型(refresh)與非加熱型。重加熱型(refresh)是早期使用到的高級濕度計，由於構造複雜，必須作定期性的維護，因而並不普及。因此，第一大類中使用方法的主流是非加熱型。非加熱型濕度計的重啟動(refresh)機能可保持良好的感濕特性，即使不加熱也不會受到污染。

　　第 2 大類是依據構造作分類的。感濕材料有二維薄膜型，二維薄膜型的感濕材料與一定厚度的三維體型 (bulk)是不相同的。一般體型(bulk)感測元件擁有低阻抗與低雜訊等優點。

　　第 3 大類是依據感濕材料作分類的。感濕材料有陶瓷型與高分子型。陶瓷型感濕材料是在陶瓷基板上塗布金、銀、白金等貴金屬的電極，將感濕材料作成的漿料(paste)(包含導電性粒子與吸水性樹脂等)作厚膜印刷後燒結。感濕材料產生的電流傳導作用受到表面被吸著水分子之影響，與燒結體內部導電性粒子結合產生離子(ion)。

　　一邊讓感測器的感濕部位接觸空氣中的水份，一邊又不希望被含有機溶劑、水道水等離子性(ion)不純物的水附著。圖 4-4 所示為陶瓷厚膜型濕度感測器的構造。圖 4-5 所示為其等效電路。

　　高分子型濕度感測器的感濕材料為塗布一層高分子溶液，然後作乾燥、熱處理，與之前面提到的陶瓷型相同。高分子型與陶瓷厚膜型的感濕部位皆應用吸著水分子離子化(ion)產生電流傳導的變化。圖 4-6 所示為高分子型濕度感測器的主要構造。表 4-1 所示為高分子型濕度感測器 HS12 系列一覽表，圖 4-7 所示為其外形尺寸。

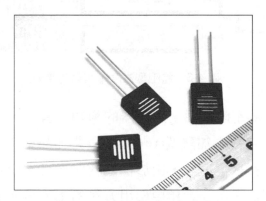

照片 4-2　濕度感測器的一實例

高分子薄膜型濕度感測器 HS12P(Truck Japan)

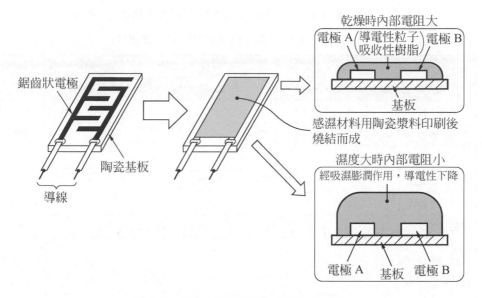

圖 4-4 陶瓷厚膜型濕度感測器的構造

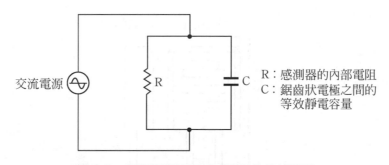

圖 4-5 陶瓷厚膜型濕度感測器的等效電路

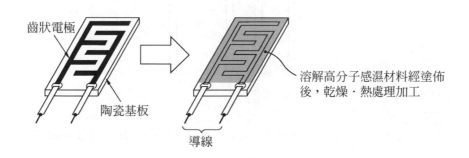

圖 4-6　高分子薄膜型濕度感測器的構造

表 4-1　高分子濕度感測器 HS12 一覽表(1)

系列名稱	HS12							HS15
型式名稱	HS12P	HS12PF	HS12P-DL	HS12P-DL-L	HS12W	HS12W-DL	HS12W-DL-L	HS15P
感測部位材料	高分子型							
檢測方法	電阻變化型							
重啓動機能	無							
使用濕度範圍	20%RH～90%RH(無結露時)							
使用溫度範圍	0℃～50℃							
測定精度	±5% RH							
電阻 (25℃ 50%RH)	60kΩ±30kΩ (相當於±5% RH)							
驅動電壓	AC IVrms							
測定頻率	50Hz～1kHz							

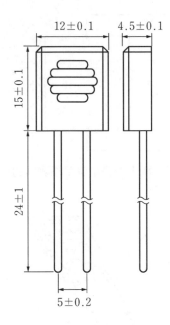

＜引用＞ 取自濕度感測器： HS-12 P/15P 系列目錄(Truck Japan)

圖 4-7　高分子型濕度感測器 HS12 系列的外形尺寸圖

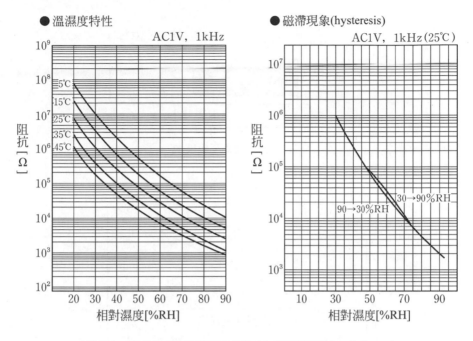

＜引用＞ 高分子濕度感測器 HS-12 系列目錄(Truck Japan)

圖 4-8　高分子濕度感測器 HS12 系列一覽表(2)

4.4.2　電容型濕度感測器

　　電容型濕度感測器的工作原理是電極之間的靜電容量對應濕度變化所產生的改變特性作濕度感測應用。

　　電容型濕度感測器的基本構造以上下 2 片電極夾住感濕材料，並製作在玻璃與陶瓷基板上面。圖 4-9 所示為其主要構造。這是因為吸濕材料受到周圍空氣的濕度變化而誘電率也隨著變化，由靜電容量變化可以檢知濕度。如圖中的構造將感濕材料在電極上方擔負濕度感測功能，在此使用的是具有透濕性的電極。

　　檢測電容變化有幾個方法。例如，以電感與電容L-C振盪電路為主要構造而依振盪頻率的改變偵測濕度的方法，也有依頻率變化量測濕度的方法。

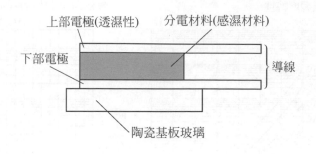

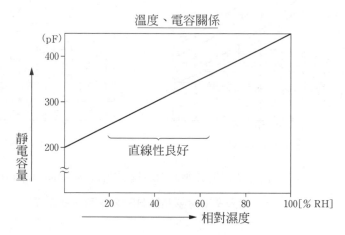

圖 4-9　電容型濕度感測器的結構

　　電容型濕度感測器有很寬廣的溫度檢出範圍與線性的優點,大多都被高級溫度計所使用,電容型濕度感測器和前面提到的電阻型濕度感測器的輸出變化少,取出L-C振盪元件對信號作一些放大處理。單獨處理電容型濕度感測器的感濕度元件會比較困難,不容易找到銷售濕度感測器單體的廠商。國外廠商有瑞士Lotnic公司(商)的High Chroma濕度感測器C80與C90型。

　　濕度感測器單體(unit)的日本廠商有HU1012NA、HU1015NA(Truck日本)、HAS-1H、HAS-2H(芝浦電子)等成品。若不知道該使用何種電路設計時,可以參考以上各種型式成品之電路設計。

　　圖4-10所示為HAS-1H(芝浦電子)濕度感測器的概要圖。

■ 規格

(1)絕對濕度測定範圍：$0\sim +52g/m^3$

(2)濕度測定溫度範圍：$10\sim40℃$

(3)絕對濕度測定確度：$\pm2.0g/m^3\begin{pmatrix}10\leqq t\leqq20℃\\30<t\leqq40℃\end{pmatrix}$，$\pm1.0g/m^3(20\leqq t\leqq30℃)$

(4)應答時間：約 25s (90%應答)

(5)安定時間：通電後 120s 以內

(6)風的影響：$\pm1g/m^3$以內(1m/s 的風洞實驗)

(7)氣壓的影響：約$-2.5g/m^3$ (1000m 高度)

(8)雜訊的影響：二氧化碳、酒精、異丁烷等氣體濃度 1000ppm 之下約為$-0.5g/m^3$

(9)使用電壓：DC 15.0V±0.1V

(10)消費電流：約 40mA

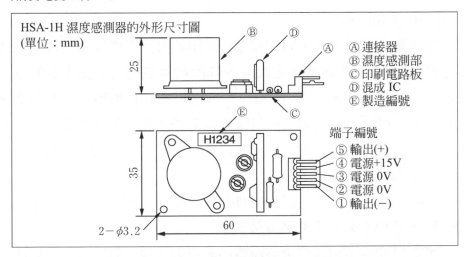

◎輸出特性：$40℃$，$52g/m^3$ 輸出 $5000V\pm0.2V(40℃)$

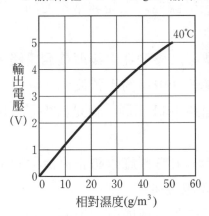

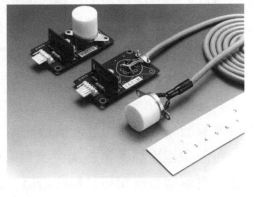

<引用> 絕對溼度感測器元件目錄：HAS-1H(J160Y)(芝浦電子)

圖 4-10　濕度感測器單體 HSA-1H 的概要

4-13

濕度感測器的應用電路

　　圖4-11所示是使用電阻型濕度感測器的溫度檢出電路一實例。圖中是將濕度變化信號轉換成直流電壓的變化。

　　圖4-11所示濕度感測器所使用的偏壓(bias)是利用50Hz的商用電源，還有使用到高達數百Hz的高頻電源。一般"電阻型濕度感測器"使用圖中所用的電路符號。

　　在電路的動作方面，固定頻率為50Hz的商用電源提供濕度感測器的偏壓(bias)對應濕度的變化而有少許的電阻值變化。此少許的電阻值變化經前段運算放大器OP_1轉換為交流電壓的變化而輸出，輸出電壓的信號取對數壓縮。被壓縮後的信號經運算放大器OP_2為媒介，被全波整流後轉換成直流電壓信號。原本直流電壓信號再經運算放大器OP_3放大調整強度(level)後輸出。

　　電阻型濕度感測器在低濕度時其電阻值會有數十MΩ的高電阻，輸入信號使用FET輸入型的運算放大器。

　　圖4-11中的電阻型濕度感測器的濕度對於電阻對數呈反比的關係，在低濕度一側電阻值明顯會很高。它在信號處理上是非常不便的，因此先取對數壓縮以後轉換成等間隔的輸出。

　　圖4-12所示是前面相同的電阻型濕度感測器之濕度檢測電路，圖中感測器所使用的偏壓(bias)電源為頻率500Hz的正弦波。

　　其他部分的信號處理大致上與前面圖4-11相同，但是減少了一段輸出用運算放大器OP_3的電路構造。

　　電阻型濕度感測器施加交流偏壓(bias)電源施以防止直流對感濕部位產生電解與造成電極材料的遊離等問題發生。

　　施加交流偏壓(bias)電源，因電源有非對稱成分的振幅，產生相當於直流偏壓差值部分的劣化。

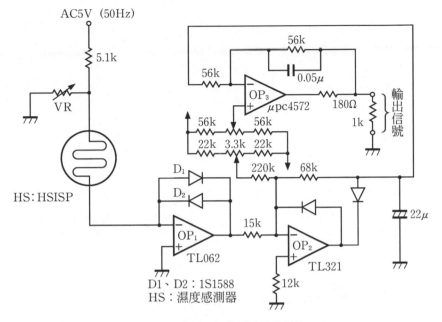

圖 4-11　濕度感測電路(其 1)

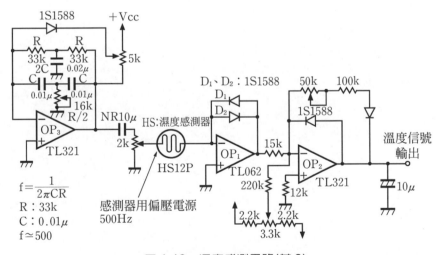

圖 4-12　濕度感測電路(其 2)

4-15

感測器

[第 5 章]

超音波感測器

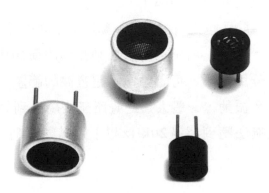

超音波感測器的概要

超音波感測器為檢出高頻聲音能量領域的感測器，一般是以20kHz以上高頻聲波振動為檢測範圍。若以更簡單的方式來說，超音波感測器是可以感測20kHz頻率以上的聲音能量的檢出裝置。

超音波感測器的感測元件大都是以壓電效應的壓電陶瓷為主。

一般超音波感測器的檢出對象是從20kHz到數十MHz的頻率帶。

5.1.1 何謂超音波？

超音波是聲音振動的一種，大部分是超過人類可聽範圍的上限，從20kHz開始到超音波洗淨機等的振動頻率30kHz、50kHz、100kHz，更高的振動頻率使用在超音波測距儀與超音波厚度計等的100kHz、1MHz、20MHz等相當寬廣的應用範圍。

超音波無上限聲音振動頻率的限制，現階段的科學技術有可能產生數GHz(千兆赫)超音波的振動頻率。關於超音波的上限頻率方面包含電磁波領域裡的微波(micro wave)通信技術，也可能超過微波(micro wave)以上的高頻聲音振動波。但是，以目前的技術來看尚無任何轉換器(transducer)可以辦到將電能轉換成各種頻率特性之聲音振動，自然就被限制此上限頻率了。

除了以上所提到的振動頻率不同以外，在物理特性方面也大不相同。

圖5-1所示為聲音振動頻率的種類與特徵。將聲音振動頻率(音頻)區分為低頻、可聽頻率、超音波的範圍。圖中的低頻是指20Hz以下的聲音振動，一般人類聽覺所無法聽得到的聲音振動。同樣地，人類聽覺也無法聽到超過20kHz以上的高頻振動。

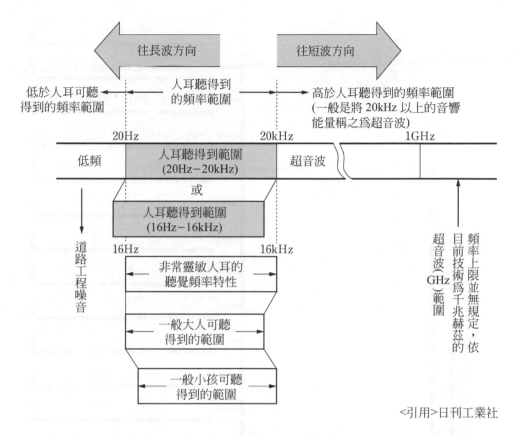

圖 5-1　聲音振動頻率與特徵

　　不可聽得到範圍聲音振動的超音波技術稱爲"超音波(Ultrasound)"。在『JIS 日本工業標準用語辭典』中將超音波解釋爲「人類正常聽力所無法聽到的高頻率(振動)音波(彈性波)。」以上的解釋中並未對頻率作明確的定義，也沒有包含低頻振動。另外，在『廣辭苑』中將超音波定義爲「振動頻率在 2 萬赫茲(Hz)以上，耳朵無法聽到的一種音波。」。

　　圖 5-2 所示爲超音波振動的具體應用實例。從圖中可瞭解超音波振動的應用範圍裡，第一大類應用爲情報的應用，第二大類爲動力的應用，第三大類爲驅除害蟲與醫療等方面的應用。超音波感測器是屬於第一大類情報的應用。

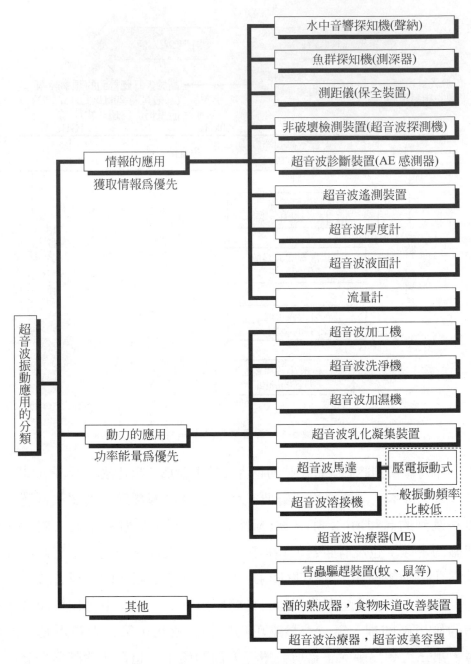

圖 5-2 超音波的應用範圍與具體的實例

5.1.2　超音波能量

超音波的發生是從靜止的物體(媒質)之振動開始，這是物體(媒質)存在分子運動能量與分子力相對位置的能量。若振動能量與媒質相同時，可以傳播至遠方很大的功率(power)。

一般來說，非常大能量的振動波稱為強力超音波，振動波能量大小為單位面積單位時間垂直於行進方向所通過的能量。

為了求出彈性體內傳播正弦波的強度大小所定義的公式，質量m的質點作單方向振動所存在運動能量 K 與位置能量 P，通常 K 與 P 的和為固定的。

合成能量ε為 K 與 P 之和而表示為

$$\varepsilon = K + P \quad\text{...①}$$

以上的關係式。式中波動的振幅為 A，振動數為 f，而可求出此最大速度的點為

$$\varepsilon = K + P = \frac{1}{2}\, m(A\omega)^2 = 2\pi^2\, mA^2f^2 \quad\text{..............................②}$$

其中，媒質的密度為ρ，單位體積的振動能量 E 為

$$E = 2\pi^2 A^2 f^2 \rho \quad\text{...③}$$

其中，超音波的傳遞速率為 C，單位時間單位面積垂直超音波行進方向的振動能量 I 可以表示成以下的公式

$$I = 2\pi^2 A^2 f^2 \rho C \quad\text{...④}$$

由前面的公式③與④中 m = V×ρ(V 為體積)，C 為超音波的傳播速率。當質量 m 決定時，則可以表示為以下的關係式

$$I \propto A^2 f^2 \quad\text{...⑤}$$

若振幅 A 很大，則在此一頻率的超音波有很大的能量。

5.1.3　超音波的傳播速度

聲音在空氣中的傳播速度為343[m/sec]，在水中的傳播速度為1480 [m/sec]。由於超音波受到傳播媒質溫度的影響很大，因此要考慮媒質溫度的影響。

為了求出音波在空氣中的傳播速度(音速)，可以使用以下的關係式。傳播媒質的速度為 V [m/sec]，則

$$V\ [m/sec] = 331.5 + 0.60714t \dotfill ①$$

其中，t為溫度[℃]。例如，溫度為20℃的聲音速度 V 為

$$V\ [m/sec] = 331.5 + 0.607×20 = 343.64 \simeq 343.6 \dotfill ②$$

則計算的結果為343.6 [m/sec]。

從公式①可以計算出音速，測量反射波的來回時間便可以計算出被測物體的距離。

以上的應用產品有測距儀、厚度計、聲納(sona)、魚群探知機等。

◎ 超音波在氣體中的傳播速度比固體快。
◎ 在氣體中聲音速度會受溫度的影響而變化。

5.1.4　超音波能通過高聲音阻抗

超音波從音源至數個波長以上的距離呈平面波。當平面波傳播某一點的音壓強度為 P 與粒子速度 v 呈以下的關係。

P/v＝常數。傳播媒質的密度為ρ，音速為 C，相位常數為 K，則聲音阻抗Z_0為

$$Z_0 = \frac{P}{v} = \frac{\omega\rho}{K} = \rho C \dotfill ①$$

聲音波的功率密度 I 為

$$I = Pv = \frac{P^2}{Z_0} = v^2\,Z_0\ [W/m^2] \text{.......................................} ②$$

若聲音阻抗很高，則表示比較容易傳播聲音的波動能量(音波)，傳播相同功率密度(power density)的聲音波，氣體會比液體、固體來得容易傳播。

表 5-1 所示為各種媒質的聲音阻抗 Z_0、密度 ρ 與音速 C。

表 5-1　各種傳播媒質的參數

傳播媒質	$Z_0 \sim \rho C$ $[g/cm^2 \cdot s] = \left[\dfrac{\mu bar}{cm/s}\right]$	$\rho\ [g/cm^3]$	$C\ [cm/s]$
銅	38.5×10^5	7.7	5.0×10^5
水	1.44×10^5	1.0	1.44×10^5
空氣	40.8	1.2×10^{-3}	3.40×10^4

$1Pa(Pascal)[N/m^2] = 1 \times 10^5\ bar$

◎ 一般密度比較大的物體如固體的聲音阻抗也比較大。

◎ 較大的 ρC 值比較容易傳播音波。

5.2　超音波的應用

超音波與光、電磁波有相同的波動能量，但超音波傳播的速度慢且較容易反射。一般應用在各種測距儀、聲納(sona)與醫療診斷裝置方面等。

超音波可以傳播比較大的聲音能量，可應用在各種加工機、溶接機與洗淨機等。其他還包括害蟲的驅除、殺菌、動物的捕獲等，圖 5-2 為超音波的應用。本節將介紹超音波在情報的應用、動力的應用與其他方面的應用。

　　首先，第一個介紹的是情報的應用，這是利用超音波感測器在情報方面的特性。超音波可以主動發射與被動受信的接收以外，尚有發射超音波以檢知其反射的主動式超音波設備。

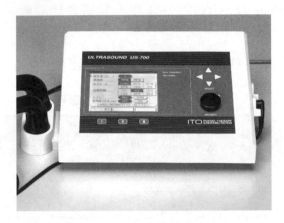

照片 5-1　手提式超音波治療器

利用超音波能量的治療作用有很多種，其中最主要是讓患者在欲治療的部位作加熱以促進新陳代謝，其他還有高頻振動的超音波能量按摩(促進肌肉的鬆馳)等用途。照片中的實例為 US700(伊藤超短波)。

 有關超音波感測器

5.3.1　超音波感測器與壓電效應

　　超音波感測器的種類有很多，其感測元件一般是利用強誘電體壓電材料。具體來說是利用壓電陶瓷的壓電效應(壓電：Piezoelectricity)，壓電效應(Piezoelectricity)可以分為直接壓電效應與逆壓電效應。

　　直接壓電效應為壓電元件直接受到外部應力與振動變位等作用，產生電子信號輸出的現象。逆壓電效應是將壓電元件施以外部電壓，元件產生機械性變位的現象。在理工的領域裡將直接壓電效應與逆壓電效應，皆統稱為壓電效應。但是，在物理學的領域將前者稱為直接壓電效應，後者稱爲逆壓電效應。

> ◎ 所謂直接壓電效應是如石英、壓電陶瓷等結晶體施加壓縮或伸長
> 時產生電壓的現象。

　　圖 5-3 所示爲壓電效應的原理。圖中爲直接壓電效應。從圖中可以
瞭解 P 方向分極的壓電元件 S 上下方連接電極 A，B 並分別安裝導線。

　　圖 5-3(a)沒有施以外部應力給壓電元件，輸出電壓 e 爲 0 [V]。圖
(b)施加給壓電元件的壓應力 F，上側電極產生正電壓(＋)，而下側電極
產生負電壓(－)，壓電元件原來厚度爲t_0且壓縮後的厚度爲t_1，則有$t_0>$
t_1的關係。圖(c)則是施加給壓電元件 F 的拉伸力(擴張力)，上側的電極
會產生負電壓(－)，而下側的電極產生正電壓(＋)，則有$t_0>t_2$的關係，
與前面圖(b)呈相反的狀態。

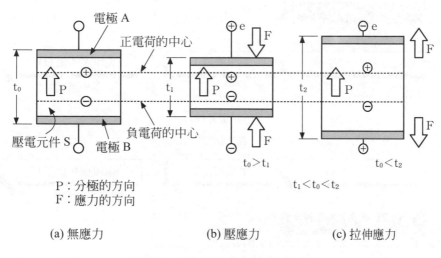

(a) 無應力　　　　　　(b) 壓應力　　　　　　(c) 拉伸應力

圖 5-3　壓電效應(直接壓電效應)

　　如果將外部應力 F 換成超音波能量(聲音振動能量)，便成爲超音波
感測器了。以上所介紹的原理爲超音波感測器的基本工作原理。

對壓電元件施加機械應力而轉換成的電子信號能量。相反地,將電能施加與壓電元件可以轉換成機械性應力或位移。若將超音波壓電元件的振動頻率固定,則可成為效果很好的超音波產生器。以單一個元件兼具超音波的受信(sensor)與發聲(speaker)。

以上所介紹的這些元件稱為"可逆元件",在聲音關係上很常見到此種零件。例如,對講機的喇叭(speaker)也可以當作麥克風(microphone)使用。

圖5-4所示為可逆元件的概念圖。圖中將壓電陶瓷當作共通轉換器(transducer),同時應用為聲音受信機與音響發聲器,將相同規格的壓電陶瓷1與2作不同的表現。這是將一個壓電元件切換使用達到所謂"送受信並用"的可逆方式。例如,超音波測距儀就是使用"送受信並用"的方式。

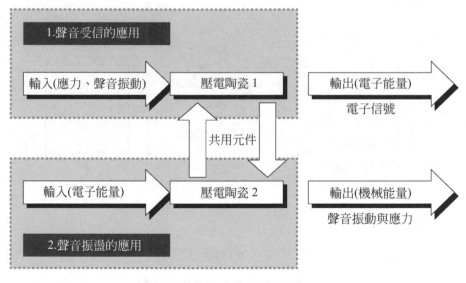

圖5-4　可逆元件的概念

◎ 在壓電陶瓷元件施以應力會產生結晶歪斜的分極現象,因此有電的信號產生。

5.3.2　逆壓電效應

　　圖 5-5 所示爲說明逆壓電效應的原理圖。當對壓電元件施加直流電壓時產生壓縮的情形，但是施加 40kHz 交流電壓時壓電元件也產生 40kHz 的超音波振動動作說明。

　　圖中分極 P 方向壓電元件 S 上下電極夾住，並連接導線至信號端。

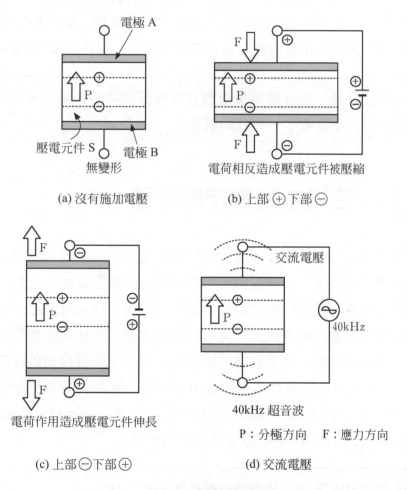

(a) 沒有施加電壓

(b) 上部 ⊕ 下部 ⊖

(c) 上部 ⊖ 下部 ⊕

(d) 交流電壓

圖 5-5　逆壓電效應

圖 5-5(a)不施加外部驅動電壓的壓電元件，不會有任何的變化。圖 (b)在壓電元件上電極部位施加正電壓(＋)，在下電極部位施加負電壓 (－)，施加直流電壓的情況下，壓電元件內部電荷與電壓的作用使得壓 電元件產生壓縮。圖(c)在壓電元件上電極部位施加負電壓(－)，在下電 極部位施加正電壓(＋)，壓電元件內部電荷與電壓的作用使得壓電元件 產生拉引，與圖(b)壓電元件產生相反動作而擴張。

圖 5-5 所示為壓電效應的基本原理，圖中是施加數十 kHz 的交流電 壓，對應此頻率的超音波能量是被釋放至空中，其中的(d)圖是其關係。

◎ 所謂 "分極" 是當誘電體受到來自外部電場的作用下，誘電體內 部電荷會呈現＋、－分離的狀態。

5.4 空氣中超音波感測器

超音波感測器有很多種類，在空氣中超音波感測器是感測以空氣的 介質傳遞的超音波，以下說明空中超音波感測器的原理。空氣中超音波 感測器可以檢出空氣中傳遞的超音波能量，也有自我發射超音波並檢知 其反射波的主動式與專作受信用的被動式兩種。主動式超音波感測器最 早有超音波測距儀，後來陸續有開發出厚度計、魚群探知機、測深機、 聲納(sona)、醫療診斷裝置等各種用途。被動式超音波感測器使用在配 管氣體、水管的漏水、絕緣不良等電暈放電(corona)、音洩檢測法 (Acoustic Emission，AE)等各種不同的用途。

◎ 所謂 "壓電陶瓷" 是強誘電體陶瓷可作分極。

5.4.1　空氣中超音波感測器的基本構造

前面已說明過空氣中超音波感測器可以檢出在空氣中所傳遞的超音波能量，比較少用在受信(感測)的方式，而大多是主動式發射超音波能量的方式。由喇叭(speaker)發射的超音波傳遞至物體的反射波，利用超音波感測器接收其時間差或相位差作物體的檢知與距離檢出等功能。

空氣中超音波感測器的基本構造為振動板與壓電元件，電極板為三明治(sandwich)的構造，上方為漏斗(倒圓錐)狀的共振器。漏斗狀共振器可以有效率地將振動板產生的超音波發射至空氣中，同時也可以將來自空氣中傳遞的超音波有效率地經由漏斗狀共振器集中在振動板的中央部位作感測使用。

超音波感測器(超音波振盪器)必須依其使用目的與要求精度來選擇適當的壓電元件與方法，一般有角錐型、圓板型、圓筒型等振動器。以上任何一種型式的振動器若將任意兩片振動板的分極方向是相反的互斥。較特殊的有複合型的，其他的也有，但由於欠缺一般性，因此一般是不常使用的。

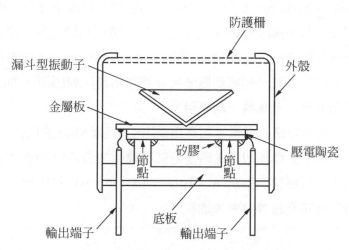

<引用> 空氣中超音波感測器目錄　(No15) (村田製作所)

圖 5-6　空氣中超音波感測器的構造

　　圖 5-6 所示為超音波感測器(超音波振盪器)的內部結構圖,該超音波感測器是屬於開放型超音波感測器。由圖中 2 片的壓電陶瓷(振動子)被底部兩側的突起(節點)而支撐。外端兩側輸出引腳連接而給與振動電壓,而依照左右的 2 個支點而產生振動。2 個支點是作為節點而產生振動,振動子的中心部分與兩端部分呈相反相位的關係。由於呈相反相位的關係會產生聲音振動,故在振動子的中心部位加上一漏斗(倒圓錐)狀的共振子。

專 欄

可預知大地震的 AE 音洩感測器？

　　所謂 "音洩檢測法(Acoustic Emission,AE)" 是當物體在被破壞之前所產生超音波的能量。利用以上的原理可以作很好的應用,再加上各種安全措施可以減少許多意外災變的發生。

　　音洩檢測法(Acoustic Emission,AE)技術是物體在破壞前作事前安全措施,以進行防止裝置發生損傷與事故、安全管理、預防環境的遭到破壞等一種安全對策。

　　音洩檢測法(Acoustic Emission,AE)技術可以應用在工作機器如鑽床(drill)、刀具(blade)等意外事故的防止,其他還包括煉油廠、原子爐、化工廠等意外事故的防止。音洩檢測法(Acoustic Emission,AE)感測器的種類有很多種,若只以單一個感測器要全能的應用是比較困難,而必須要將不同頻率範圍的幾個感測器一起使用。

　　如果在各種物體內部產生起應用集中的音洩(AE)波的話,則為大地震的前兆。持續的大型地殼變動時是否就不會產生音洩(AE)波？這問題值得深思。因此,若將音洩檢測(Acoustic Emission,AE)技術用作災變前的檢知,就可以預知何時會發生大地震了。

5.4.2　空氣中超音波感測器(MA40S4R/S)的各項基本特性

　　表 5-2 所示為日本村田製作所的超音波感測器 MA40S4R/S 的基本特性一覽表。超音波感測器可以區分為受信用(感測器)與送信用(感測器)兩種。感測器的中心頻率為 40kHz，這是壓電元件的中心頻率，事實上在送信時是使用串列共振與並列共振的中間點，而在受信時是使用並列共振頻率。

　　一般超音波感測器的送受信很少涵蓋太寬廣頻率帶域，絕大部分是在中心頻率的附近使用。為了要涵蓋寬廣頻率帶域而插入電感(inductance)時，必須要考慮到雙方的特性。

　　超音波感測器的輸出其中心頻率對於周邊環境會產生感度，無法全部都使用到。由於在受信時需要輸入很大的功率(power)，因此要考慮溫度變化對於共振頻率的影響，調整壓電陶瓷的頻率是很重要的事。

表 5-2　超音波感測器 MA40S4R/S(村田製作所)

品　　名	MA40S4R	MA40S4S
項　　目	受信用	送信用
中心頻率	40kHz	
感　　度	-63TYP(0dB $=$ 10V/Pa)	
音　　壓		120TYP(0dB $=$ 0.02mPa)
靜電容量	2550	2550
檢知範圍	0.2～4m	0.2～4m
分析能力	9mm	9mm
溫度特性	-40～$+85℃$ 感度‧音壓之變化在-10dB 以內	

　　圖 5-7 所示為型號 MA40S4R 超音波感測器的外形與尺寸。MA40S4R 超音波感測器在受波面有一網狀的罩子(screen)，這是為了保護其內部

構造。此網狀的罩子與超音波基本的動作並沒有直接的關係。但是如果檢出波長產生極端變化的話,就會造成影響。

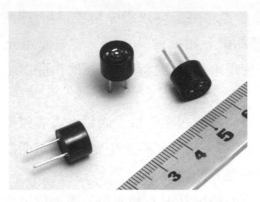

照片 5-2　開放構造型超音波感測器

開放型構造的超音波感測器可以使用在濕度比較低的空氣中。主要的用途有近接開關、測距儀與防盜裝置等,照片中的實例為 MA40S4R(村田製作所)。

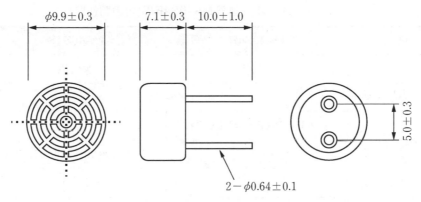

圖 5-7　型號 MA40S4R 超音波感測器 (村田製作所)

　　圖 5-8 所示為型號 MA40S4R 超音波感測器的各項特性。圖中包括各種受信、送信元件的頻率特性與指向性。由左圖中可以瞭解送、受信的頻率特性,依中心頻率峰值(peak)為主的感測特性慢慢地降低其感度。因此無法去除超音波中心頻率的峰值(peak)感測特性。

　　右圖表示送、受信指向的衰減特性。此一型號 MA40S4R 超音波感測器的檢出特性具有比較寬廣範圍的感度。因此，比較適合使用在檢知物體與入侵者警報裝置等應用。此種超音波感測器在一般的送受信工作下溫度會上升，而降低其中心頻率。如果在比較寬廣範圍的溫度環境下使用時，除了要補償空氣中溫度的變化以外，在感測器(元件)內部還要作溫度補償才可以。

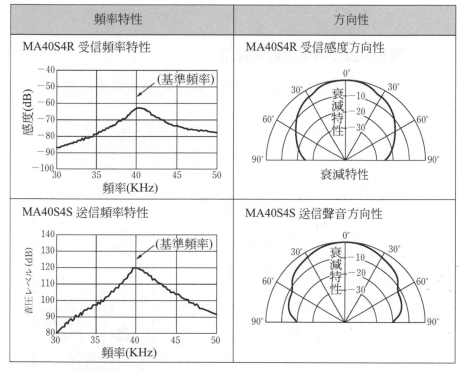

<引用> 取自壓電陶瓷(壓電元件 R)應用感測器目錄 Cat.No.P19-8:P180～P20(村田製作所)

圖 5-8　型號 MA40S4R 超音波感測器的基本特性

◎ 所謂 "彈性體" 是當施加外力時本身會產生形變，除去外力後會
　 恢復成原來的物體。
◎ 金屬與結晶體是良好的彈性體。

超音波振盪電路

產生超音波能量的方法有很多，最簡單的方法是直接敲打超音波振動子。但是，此種方法非常不方便，也不是很好的方式。實用上應該是使用振盪電路來作動，因此依不同使用目的而有各種不同振盪電路的設計。

5.5.1　數位的超音波振盪電路

圖 5-9 所示為數位積體電路(IC)的超音波振盪電路的實例。

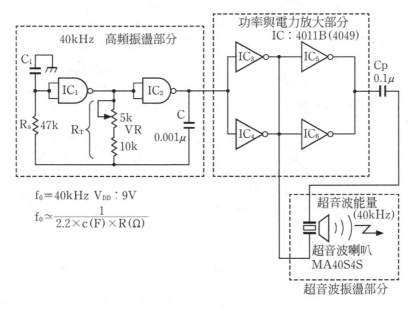

圖 5-9　使用數位積體電路(IC)的超音波振盪電路

輸出信號是以 0.01μF 耦合電容(coupling condenser，Cp)與 MA40S4S 超音波振盪器連接的振盪電路。以下簡單說明其基本的動作，依據 IC_1，IC_2 產生 40kHz 的高頻電壓，將信號以反相器 IC_3 與 IC_4 作各種功率的提升(power up)，再以耦合電容(coupling condenser，Cp)作為媒介將高頻電壓供給至超音波振盪器。

振盪頻率 f_0 為

$$f_0 \text{ [Hz]} \simeq 1/2.2 \text{ Rt}[\Omega] \cdot C[F] \dotfill ①$$

圖中的 Cp 是壓電陶瓷施加直流電壓而被插入用來切除直流部分的耦合電容，為了防止元件特性的劣化(例如，絕緣阻抗的降低)。供給至緩衝放大器(buffer amplifier)的信號是矩形波。由於負載容量很大，超音波揚聲器的兩端電壓幾乎呈現三角波的歪斜。

5.5.2 使用脈衝變壓器(pulse transformer)的超音波振盪電路

圖 5-10 所示為超音波振盪電路的另一個實例。圖中是使用脈衝變壓器(pulse transformer)作為輸出部份的電路結構。以下將簡單地說明圖中電路的動作，可變頻率振盪器的輸出信號以電晶體 Q1 作電力的放大，再以脈衝變壓器(pulse transformer)作為媒介並取出高頻電力，如此將可以避免對壓電陶瓷施加直流電壓。

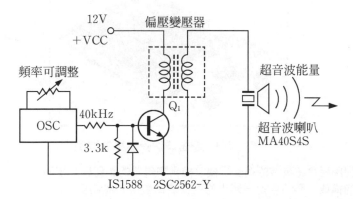

圖 5-10　使用脈衝變壓器(pulse transformer)的超音波振盪電路

圖 5-10 中的壓電陶瓷超音波振盪器：MA40S4S 的中心頻率為
40kHz，因此電路的振盪頻率設定接近40kHz左右。一般超音波振盪器
是使用單一頻率的電路設計，因此要設計成有寬廣頻率帶域的振盪是比
較困難。況且，超音波振盪器的溫度依存性很大，必須對於溫度要作補
償電路否則頻率也會跟著溫度變化。因此，對應環境中溫度的變化，振
盪頻率也必須要跟著溫度作補償與修正才可以。

超音波受信電路

超音波感測器受信電路的基本構造，由於輸入信號本身很微弱，一
般至少要有數十 dB 以上的高增益放大器才可以。在此一情況下，放大
信號的頻率必須在數kHz以上的高頻範圍，但是頻率帶沒有如此寬廣。
因此就不需使用到低頻放大器(audio amplifier)。

但是，超音波受信機必須針對超音波信號作特定電路設計的方法，
如此會增加在電路設計的困難度。

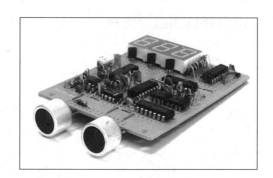

照片5-3　超音波送受信機的實例

利用組合超音波的送受信機以檢測物體間的距離與防車輛撞擊裝置等
的構成。照片中是一體化的送受信機數位式測距儀。

圖 5-11 所示為超音波受信電路的一實例，圖中使用 3 個反相器 IC
與數個耦合電容(condenser)的結合。圖中的電路是以MA40S4R超音波

感測器檢知訊號並輸出微弱的高頻電壓，再以反相器 IC 作放大到所定的信號電壓，最後再從 S 端子取出電壓輸出信號的構造。因此，40kHz 中心頻率經由幾個的運算放大器(op amplifier)作成，因使用到反相器 IC可以減少外附零件的數量以求結構的簡單化。超音波受信電路中除了高頻放大器以外，還有後段的整流電路、信號處理電路、開關用電源供應部份等，價格上自然會比較昂貴。

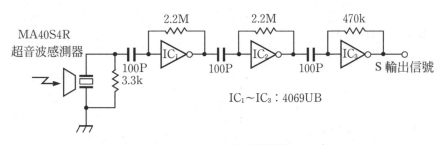

圖 5-11　超音波受信電路

表 5-3　超音波感測器一覽表

空氣中(開口型)超音波感測器(日本陶瓷)的特性

項 目		中心頻率 (kHz)	音壓 (dB)	感度 (dB)	半減全角 (參考值) (deg) −6dB	等效電路		
型式	型號					Cb (pF)	R (Ω)	L (mH)
送信器 受信器 個體型	ST/R25-16KP	25	> 110	>−65	80	Ⓣ2000	1000	130
						Ⓡ2400	1000	130
	AT/R40-10P	40	122±3	−62.5±3	100	2700	700	80
	AT/R40-12P		> 112	>−70	85	2100	1000	80
	T/R40-16P		> 115	>−67	55	2100	800	130
	T/R40-16P		> 115	>−67	55	2100	800	130

＜引用＞ 取自空氣中超音波感測器目錄 2002. DECEMBER-1000 P3 (日本陶瓷)

表 5-3　超音波感測器一覽表(續)

空氣中超音波感測器(富士陶瓷)的特性

型　式		FUS-40BT	FUS-40BR	FUS-40CT	FUS-40CR	FUS-40E
構　造		防滴型		開放型		開放型
送受信別		送信用	受信用	送信用	受信用	送受兼用
中心頻率	kHz	40				40
送信音壓　dB 以上 (0dB = 2×10⁻⁵ Pa)	dB 以上	105	—	118	—	—
受信感度 (0dB = 1v/Pa)	dB 以上	—	−57	—	−46	—
送受信感度	dB 以上	—				− 43 at. 30cm
音壓・感度帶	KHz 以上	2 (100dB)	2 (−60dB)	6 (105dB)	6 (−54dB)	—
靜電容量	pF	2600±20%				2000
指向性	deg	80		80		40
最大輸入電壓	V	15	—	15	—	100
		(r.m.s)				
檢知距離	m	0.2～3		0.2～6		0.2～4
分析能力	mm					
使用溫度範圍	℃	−20～70				25～70

<引用> 取自壓電陶瓷・元件與其應用產品目錄 2002. 03. 0.5T SP P17(富士陶瓷)

[第 6 章]

壓力感測器

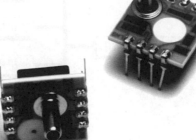

壓力感測器的概要

　　所謂"壓力感測器"為檢出氣體、液體與固體等在物質之間作用的力學能量感測器的總稱，一般依照壓力的大小可以區分為比大氣壓高的"壓力計"與比大氣壓低的"真空壓力計"等。

　　所謂"壓力"是在二個物體之間垂直於接觸面上的淨力，一般用單位面積的作用力來表示其力學能量的大小。

　　舉例來說，立方容積內氣體的壓力 P 可以表示為以下的式子。

$$P\,[N/m^3] = \frac{Nmv^2}{3\,V} = \frac{1}{3}mnv^2 = \frac{1}{3}\rho v^2 \quad\text{.............................①}$$

其中 P 為壓力 P[N/m³]，V 為體積 V[m³]，m 為 1 個分子的質量 m[kg]，n 為分子密度 n[1/m³]，ρ 為單位體積的質量 ρ[kg/m³]，v 為氣體分子速率 v[m/s]。

　　壓力感測器是屬於一種力學量的檢出領域，壓力本身包含物體的重量、轉矩(迴轉力)與物體之間作用力等。由於壓力(應力)與力學為共通概念的結合，不論是哪一種力學量的檢測都可以使用壓力感測器。由於壓力、重量、轉矩等在力學上並不相同，必需要針對不同的作用力而選擇不同的壓力感測器。

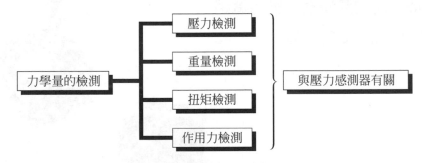

圖 6-1　壓力感測器主要應用的領域

◎ 所謂 "壓力" 是一種力學量。

◎ 壓力感測器是爲了檢出重量、轉矩與力而使用的。

　　圖6-1中很明確地將壓力感測器主要應用的領域區分出來，包括集合了所有力學量的檢出概念後而擔任所有力學量檢出的壓力感測器。

6.2 壓力感測器的種類

　　市面上所販售的壓力感測器有很多種，大部分的是對應壓力使物體變形，也就是說稱爲 "彈性體方式" ，代表性的有隔膜式(diaphragm)、布魯敦管與波紋管(bellows)等。

　　另一種測量壓力的方式是將壓力直接轉換成電子信號的壓力感測器。壓力感測器還包括彈性體方式，也有無需電子信號的量測方式。

◎ 隔膜式(diaphragm)、布魯敦管、波紋管(bellows)等稱爲彈性體方式。

　　無論那一種壓力感測器應該都包含有機械性的可動部位，和前面所介紹的光感測器與磁感測器相比是稍微缺乏智慧型(smart)。特別的是壓力感測器有大小與重量等構造上的限制，以至於市面上的壓力感測器之間會有很大的差異。圖6-2所示爲壓力感測器的種類，其中也有包括布魯敦管、隔膜式(diaphragm)與波紋管(bellows)等。

　　圖6-2中所列舉的各種壓力感測器各有其優缺點。舉例來說，布魯敦管在構造上不利於檢出低壓力，壓力範圍大約在$0.1kg/cm^2 \sim 2000kg/cm^2$。另外，波紋管(bellows)型壓力感測器可以量測到非常低的壓力，檢出範圍可以從數 mmHg～數十 kg/cm^2。隔膜式(diaphragm)壓力感測

器幾乎涵蓋與波紋管(bellows)型相同的壓力量測範圍，在構造上也非常
輕薄短小(compact)，近幾年半導體型壓力感測器幾乎都是採用此一方式。

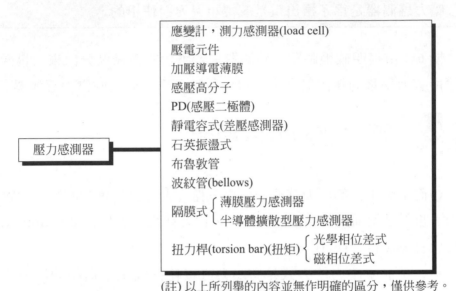

(註) 以上所列舉的內容並無作明確的區分，僅供參考。

圖 6-2　壓力感測器的種類

表 6-1 所示為壓力檢出裝置的基本類型、特徵與檢出範圍。

表 6-1　壓力檢出裝置與檢出範圍

壓力感測器的種類	壓力的檢出範圍	特　徵
布魯敦管	$0.1\sim2000kg/cm^2$	・構造簡單 ・一般是比較大的壓力 ・不易製作出微小的壓力
波紋管(bellows)	數 mmHg～＋數 kg/cm^2	・變位量大 ・不易小型化
隔膜式(diaphragm)	數 mmH_2O～＋數 kg/cm^2	・一般微小壓力用 ・可小型化

壓力感測器的主要用途

　　壓力感測器在目前產業機器小型化與高性能化的同時使用的地方與數量日愈增多，各種家電產品廣泛地使用壓力感測器是很普遍的。但是，若要比較壓力感測器、光感測器或磁感測器究竟誰比較薄一般還是不容易分辨出來。以下介紹幾個應用壓力感測器的實例，包含電子血壓計、氣壓計(氣象預報計)與電子體重計等。其他還有汽車懸吊控制、氣壓控制裝置、水深氣壓計、油壓機器等壓力感測器應用。

　　如果細分壓力感測器的應用，包括應用的範圍與使用的方法也有很多種類，再加上近幾年電子零件廠商、汽車製造商與醫療器具廠商等紛紛加入壓力感測器的應用，使得壓力感測器朝向多樣化，不斷有新穎的應用產品問市。

　　表 6-2 所示為半導體型壓力感測器的主要用途，對於壓力的大小並無明確的區分，表中所列舉的僅供讀者參考。

表 6-2　半導體型壓力感測器的主要用途

壓力範圍	主　要　用　途
微小壓力	過濾器感測器、預防犯罪感測器、風壓感測器氣壓控制、氣壓計(氣象預報計)
低壓力	電子血壓計、高度計、近接式開關、真空吸著壓力的測定 吸塵器的過濾器感測器、扭力控制、水深氣壓計 機械手臂的力覺感測器、張力控制、觸控式開關 FA 機器的壓力感測器、體重計、轉矩計、觸壓感測器
中壓力	汽車的煞車控制、汽車的懸吊系統 油壓機器的壓力感測器
大壓力	重量計、大轉矩計 破壞力、爆發力的檢出

[註] 在此對於壓力大小並無明確的區分，以上所列舉的僅供讀者之參考。

6.4　壓力的種類與單位

壓力感測器為檢出氣體、液體與固體等在物質之間作用的力學能量感測器的總稱，比大氣壓高的稱為 "壓力計" ，比大氣壓低的稱為 "真空壓力計" 。

對於壓力的檢出並無特別不同的用語來做區別，以下將說明壓力感測器的專業用語與壓力的單位。

圖 6-3 所示為壓力計的種類與關係。從圖上可以瞭解到將大氣壓作成 0 值稱為「錶壓(gauge pressure)」、二個壓力的差值稱為「差壓(differential pressure)」與將真空作成 0 值的「絕對壓(absolute pressure)」三種不同的種類，其中依據使用目的、要求精度來選擇適合的種類。表 6-3 所示為壓力單位與換算值。

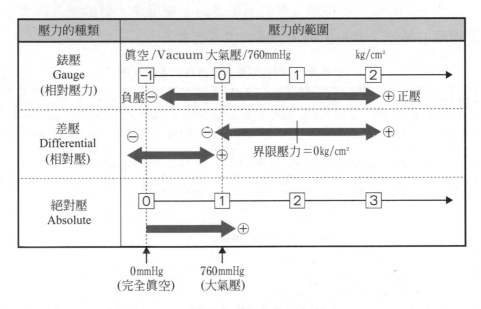

圖 6-3　壓力的種類

表 6-3　壓力單位與換算

	kgf/cm^2	PSI	mmHg	mmH$_2$O	kPa	bar	atm
1kgf/cm	1	14.22	735.6	104	98.07	0.9807	0.9678
1PSI	0.07032	1	51.73	703.2	6.897	0.06897	0.06807
1mmHg	1.359×10^{-3}	0.01933	1	13.59	0.1333	1.333×10^{-3}	1.316×10^{-3}
1H$_2$O	1×10^{-4}	1.422×10^{-3}	0.07356	1	9.807×10^{-3}	9.807×10^{-5}	9.678×10^{-5}
1kPa	0.01020	0.1450	7.501	102.5	1	0.01	9.868×10^{-3}
1bar	1.020	14.50	750.1	10200	100	1	0.9868
1atm	1.033	14.69	760.0	10330	101.3	1.013 (1013mbar)	1

1mmH$_2$O ＝ 1mmAq，1mmHg ＝ 1Torr，1Pa ＝ 1N/m^2 (註：10^2 pascal ＝ 10^{-3} bar)

半導體型壓力感測器

市面上所販售壓力感測器的種類有很多，其中大部分的構造都是屬於比較大型的，因此比起前面介紹過的光感測器與磁感測器在使用上可說是不容易得多。以下將介紹比較小型且容易取出電子信號的半導體擴散型壓力感測器。

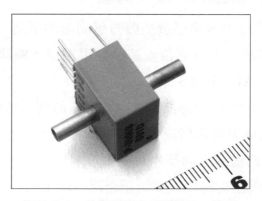

照片 6-1　差壓型壓力感測器的一實例

從照片中可以看到一共有二個導壓口，將二個導壓口的差壓作輸出之構造。P-3000S (日本電產 Copal 電子)

　　一般壓力感測器因檢出對象之不同而有各種不同的外觀與形狀。舉例來說，當檢測的對象為氣體時，必須將氣體導入至感測器內部而必須要有壓力接點(Pressure Port)。當檢測的對象為荷重時，壓力感測器必須作機械性的結合。目前市面上所販售的壓力感測器已經將各種零組件製作成一體化。

　　照片 6-1 為差壓型壓力感測器的一實例。從照片中可以看到二個導壓口之差壓作為輸出的構造。

◎ 導壓口(Pressure Port)是壓力感測器的壓力量測點。
◎ 差壓型壓力感測器有二個導壓口(Pressure Port)。

　　在使用製作壓力感測器時，也要取得感測元件的基本資料，一般來說，感測元件是非常敏感的(delicate)。壓力感測器的使用對於一般人來說是非常困難的事。由於壓力感測器的輸出信號很弱，要得到基本特性就更加困難。因而，實際操作壓力感測器時，最好要獲得廠商的品質保證與使用完成度高的產品以避免在日後操作機器時可能發生問題。

6.5.1　壓力感測器的原理與構造

　　圖 6-4 所示為半導體擴散型壓力感測器的構造。圖(a)為其內部構造，在壓力感測晶片上方部位安裝一個導壓口。圖(b)是感測晶片的放大圖，這相當於圖(a)中的 S 部位。

　　圖 6-4(a)與(b)為壓力感測晶片中心位置的剖面結構。將圖中對稱且相同的另一半組件對接即構成一個完整的壓力感測晶片。

　　圖 6-5 所示為壓力感測晶片的正面圖。

　　圖 6-5 所示為壓力感測晶片的正面圖。圖中的a～d為壓電阻(piezo-resistance)之應變計(strain gauge)，當應變計對應壓力的變化其電阻也跟著變化，利用電路將電阻變化轉換成電子信號輸出至外部。點線部份

下方的隔膜(diaphragm)會因壓力而變形,可以將壓力的變化傳達至應變計(strain gauge)。

　　圖中是配設a~d與4片的壓電阻(piezo-resistance)之應變計(strain gauge),還有設計成複數個應變計(strain gauge)的結構。

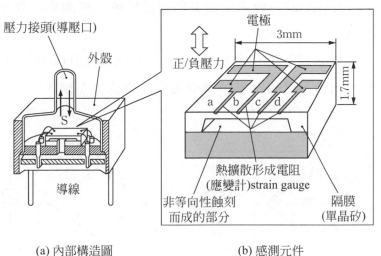

(a) 內部構造圖　　　　　　　　　　(b) 感測元件

圖 6-4　半導體擴散型壓力感測器的原理與構造

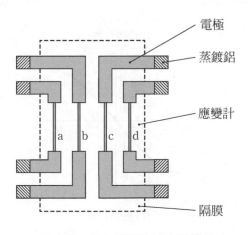

圖 6-5　壓力感測晶片之正面圖

6.6 內部電路與輸出特性

　　半導體擴散型壓力感測器的基本原理中接收壓力的感測元件是利用壓阻(piezo resistance)效應，半導體擴散型壓力感測晶片受到壓力時會改變電阻值。

　　圖 6-4(b)所顯示的壓力感測器是以 4 個應變計(strain gauge)構成的，然後再依據各自獨立電阻構成惠氏電橋放大電路。

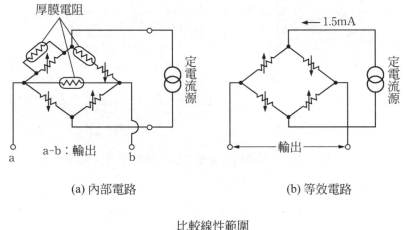

(a) 內部電路　　　　　　　　　　　　(b) 等效電路

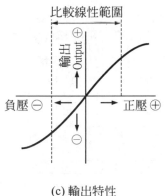

(c) 輸出特性

圖 6-6　壓力感測器的內部電路與基本特性

　　圖 6-6 所示爲壓力感測器的內部電路與基本特性。圖(a)是接近實際內部電路的狀態，在電橋放大電路內部配設幾個厚膜電阻以改善溫度特性。厚膜電阻的補正電阻(附加電阻)是利用高精度雷射進行微幅的調整其電阻值。圖(b)是壓力感測器‧電橋放大的等效電路。

　　壓力感測器的驅動電路可以區分爲定電壓式與定電流式兩種型式。由於半導體擴散型壓力感測器應變計(strain gauge)是負溫度係數的電阻感度，與採用正溫度係數的壓阻效應(piezo resistance)作定電流驅動。

　　圖 6-6 的(c)是半導體型壓力感測器的輸出特性。

◎ **半導體應變計(strain gauge)的溫度依存性大。**
◎ **半導體應變計(strain gauge)的感度可至−2%/℃。**

6.7 半導體壓力感測器的驅動電路

　　壓力感測器的作動必須要有相對應的驅動電路，壓力感測器的驅動電路可以區分爲定電壓驅動法、定電流驅動法與混合定電壓與定電流驅動法。前面二種的驅動電路必須要提供感測元件必要的電源，故又被稱爲偏壓驅動法。

　　一般壓力感測元件的輸出信號非常微弱且受周圍溫度的影響很大。換句話說，半導體型壓力感測器的應變計(strain gauge)容易受到周圍溫度的影響而支配壓力的輸出信號。

　　壓力感測器的驅動電路的信號放大電路、零點調整電路、感度調整電路等都必須要特別的小心與注意。

　　圖 6-7 所示爲半導體型壓力感測器的定電流電路。圖(a)是組合了運算放大器(op amplifier)與功率電晶體(power transistor)的電路實例，圖中將電晶體(transistor)作爲電流輸出使用。以下簡單的說明其電路動

作，由齊納二極體(diode)所構成的基準電壓V_z經緩衝放大器作為媒介並傳送至輸出阻抗R_{Adj}。接著由此一電路中R_{Adj}的端電壓與齊納二極體(diode)的基準電壓V_z相等，流向輸出電路的電流I_z可以表示成以下式子

$$I_z = \frac{V_z}{R_{Adj}} \text{...①}$$

由於公式中齊納二極體(diode)的基準電壓V_z是固定的，因此輸出電流I_z是依存R_{Adj}。

　　為此，若R_{Adj}為固定，則輸出電流I_z也是呈固定的。依據調整驅動電路中的電阻R_{Adj}可以改變供給至壓力感測器的電流大小。

　　圖 6-7(b)則是組合了運算放大器(op amplifier)與場效應電晶體(FET)，與前面圖(a)的特性基本上是大致相同的。無論是圖(a)或圖(b)中的回授所使用的外附電晶體皆可抑制因溫度變化影響設定電流。

　　圖(c)是單獨以運算放大器作為定電流電路的構造，一般是使用在壓力感測器的驅動電流比較小的時候。

　　圖(c)定電流電路構造的產品模組已經有很多廠商在銷售，部分也有因溫度係數過大而不適合於壓力感測器使用的，關於此點要特別的注意。另外還有壓力感測器外部補償端子的設計，因此最好要審慎地選擇適當的方法。

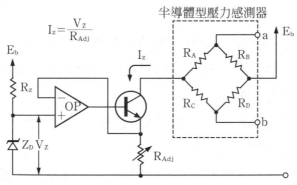

(a) 運算放大器(op amplifier)與功率電晶體(power transistor)的驅動電路

圖6-7　半導體型壓力感測器用的驅動電路(定電流)

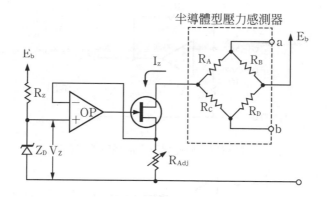

(b) 運算放大器(op amplifier)與場效應電晶體(FET)的驅動電路

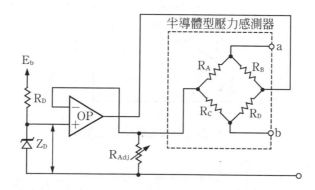

(c) 單獨運算放大器(op amplifier)與場效應電晶體(FET)的驅動電路

圖 6-7　半導體型壓力感測器用的驅動電路(定電流)(續)

 壓力感測器的放大電路

　　市面上所販售的半導體型壓力感測器的種類有很多，大致可以區分
為接合型與擴散型。其中，接合型半導體壓力感測器是在金屬隔膜
(diaphragm)處直接貼合應變計(strain gauge)，它的感測元件之構造是
比較簡單。因此比較容易製作高精度的壓力感測器。

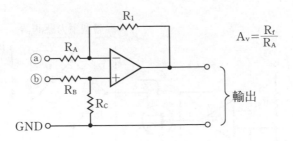

$$A_v = \frac{R_f}{R_A}$$

(a) 單獨一個運算放大器構成的電路

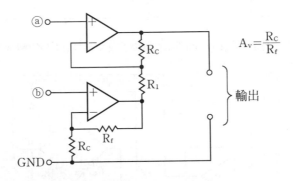

$$A_v = \frac{R_c}{R_f}$$

(b) 兩個運算放大器構成的電路

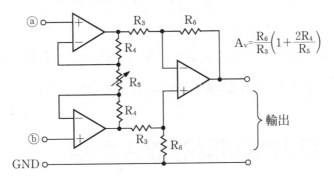

$$A_v = \frac{R_6}{R_3}\left(1 + \frac{2R_4}{R_5}\right)$$

(c) 三個運算放大器構成的電路

圖 6-8　應變計(strain gauge)用(壓力感測器)放大器

　　但是，由於感測元件非常不易接著，因此不適合大量生產。針對以上問題，擴散型半導體壓力感測器則是利用積體電路(IC)製造技術，也是目前壓力感測器中的主流型式。擴散型半導體壓力感測器的輸出電壓比接著型來得大,使用上比較方便。擴散型半導體壓力感測器沒有放大器,要全部實用化是不可能的,必須要有直流放大器才可以。

　　圖 6-8 所示為代表性的應變計(strain gauge)用放大器(壓力感測器)。圖(a)是以 1 個放大器,該增益(gain) A_V 為 $A_V = R_f/R_A$。圖(a)的電路是使用一般的差動放大器,電路構造上輸入阻抗無法太大。

　　另外,圖(b)是以 2 個運算放大器構成的差動放大器。其電壓增益(gain) A_V 為 $A_V = R_C/R_f$。此一電路的輸入阻抗會比圖(a)的輸入阻抗高出許多。

　　圖(c)是以 3 個運算放大器構成的理想差動放大器。此一電路的增益(gain) A_V 為 $A_V = R_6/R_3(1 + 2R_4/R_5)$。此一電路的增益(gain)‧控制(control)是可以利用圖中的可變電阻 R_5 來進行。在此一情況下的電阻 R_4,R_5 與差動電壓增益與與共模電壓增益比 CMRR(Common‧Mode‧Rejection‧Ratio)完全無關,只須注意電阻 R_3,R_6 的平衡(balance)是否良好即可以實現非常良好的差動電壓增益與共模電壓增益比(CMRR)。另外,此一電路結構上的輸入阻抗會變高。

　　一般稱圖 6-8(c)的電路為儀器(量測用)放大器,就是以使用量測儀器所設計的特性為前提的優質放大器。

6.9　壓力感測器的應用電路

6.9.1　使用型號 FPN-02PG 壓力感測器之驅動電路的實例

　　市面上所販售的壓力感測器之種類有很多,以下將介紹使用型號 FPN-02PG(Fuzzic)壓力感測器驅動電路的應用實例。圖 6-9 所示是使用型號 FPN-02PG 的壓力感測器,它組合了運算放大器的定電流電路,然後再使用 3 個運算放大器之儀器(量測用)放大器。壓力感測器的驅動電流為 1.5mA,可以利用可變電阻來調整驅動電流的大小。

在輸出信號放大用的放大器之輸出阻抗值為稍微高至數 kΩ，對應儀器(量測用)放大器是不會有問題的。表6-4所示為型號 FPN 系列之壓力感測器一覽表。

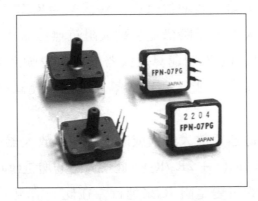

照片6-2　壓力感測器的一應用實例

市面上所販售的壓力感測器之種類有很多，在日常生活中的應用有血壓計、真空吸塵器(vacuum cleaner)等。照片中為 DIP 封裝(package)的真空壓力計 FPN 系列之壓力感測器(Fuzzic)的實例。

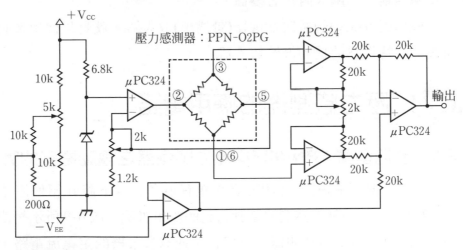

圖6-9　使用型號 FPN-02PG 壓力感測器的電路

FRN-系列的接線圖

①〜⑥之間零位平衡調整(zero balance trimmer)
$VR_0 : 200\Omega$

圖 6-9 使用型號 FPN-02PG 壓力感測器的電路(續)

表 6-4 壓力感測器：FPN 系列的一覽表

型 式		02PG	05PG	07PG	單 位
使用條件與動作條件					
壓力種類		錶壓(gauge pressure)			—
固定壓力		13.79	34.47	48.26	kPa
		0.141	0.352	0.492	kg/cm²
測定壓力範圍		−13.79〜13.79	−34.47〜34.47	−48.26〜48.26	kPa
壓力媒體		非腐蝕性氣體			—
驅動電源(定電流)		1.5			mADC
絕對最大規格					
最大負載電壓		規格壓力的 2 倍			—
最大驅動電流		3.0			mADC
使用溫度		0〜80			℃
保存溫度		−20〜100			℃
使用濕度		30〜80 (無結露時)			%RH
性能 (驅動電流 I = 1.5mADC 定電流，溫度 Ta = 25℃)					
輸出電壓		40〜130			mV
補償(offset)電壓		±25			mV
電橋阻抗		4000〜6000			Ω
應答速度		2 (參考值)			msec
精度	補償電壓溫度特性	±10.0	±8.0		%FS/0〜50℃
	感度溫度特性	5.0	2.5		%FS/0〜50℃
	線性	±0.6	±0.3		%FS
	壓力	±1.0	±0.7		%FS

壓力感測器：FPN 系列的外形尺寸圖　　　　　　　　　　　　單位[mm]

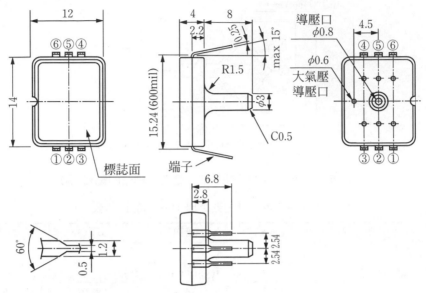

<引用> 感測元件 1 gauge pressure FPN, FGN-6 data sheet

6.9.2　使用型號 P-2000 壓力感測器電路的應用實例

　　圖 6-10 的壓力感測器是使用型號 P-2000 系列半導體擴散型壓力感測器(日本電產 copal 電子)電路的應用實例。如圖中壓力感測器的電路構造組合了運算放大器與外附的電晶體，並施以固定 1.5mA 的定電流電路。輸出信號的放大是使用儀器(量測用)放大器作適當的信號放大。

　　由於壓力感測器所使用驅動電流的輸入電路是各自獨立的，因此設計平衡阻抗以進行微調功能。除此以外與圖 6-9 的電路大致相同。

　　圖 6-10 為壓力感測器 P-2000 系列的內部結構、外形尺寸與基本特性等，在設計上依實際之需要可以另行變更圖中之設計。

　　市面上所開發出來的壓力感測器有很多的種類，在驅動電路與放大器的設計方面需要有專業的知識，在電路技術上設計是很重要的，必需要滿足設計的要求。為了滿足設計的要求，包括內藏全部電路的感測器模組提供給使用者作選擇。

表 6-5 壓力感測器 P-2000 系列的一覽表

項目　　　　型式		P-2000-XXXG-15-BN/AN				
		101G	501G	102G	352G	103G
	形(指示方式)	錶壓				
	固定壓力　　kPa(kgf/cm^2)	9.81 (0.1)	49.0 (0.5)	98.1 (1.0)	343 (3.5)	981 (10.0)
	最大壓力　　kPa(kgf/cm^2)	19.6 (0.2)	98.1 (1.0)	196 (2.0)	686 (7.0)	1471 (15.0)
	破壞壓力　　kPa(kgf/cm^2)	49.0 (0.5)	245 (2.5)	490 (5)	1030 (10.5)	1961 (20)
一般規格	動作溫度　　　℃	−20〜80				
	補償溫度　　　℃	0〜50				
	動作濕度　　%RH	35〜85 (無結露時)				
	保存溫度　　　℃	−20〜80 (大氣壓, 濕度 65%RH 以下)				
	電橋阻抗　　　Ω	3300±30%				
	適用媒體	非腐蝕性氣體				
	絕緣阻抗　　MΩ minimum	100 (500V DC)				
	耐電壓	500V AC. 60s (漏電流 1mA 以下)				
	壓力點　　　mm	ϕ3.2				
	質量　　　　g	Approx. 1				
電源	驅動電流　　mA DC	1.5 (定電流)				
數位輸出	補償電壓　　mV	±20	±30			
	間隔電壓(span voltage)　mV	50±20	90±40			
	線性・　　%F.S.	±0.5				
	溫度特性 (基準溫度 25℃)　ZERO %F.S./℃	±0.15				
	SPAN %F.S./℃	±0.05				
	應答速度　　ms	Approx. 1				

<引用> 取自壓力感測器目錄：P-2000 系列 (日本電產 copal 電子)

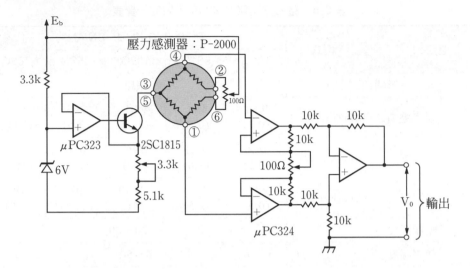

○ 壓力感測器 P-2000 的內部線路

r1~r4：擴散電阻
R：內藏補償電阻

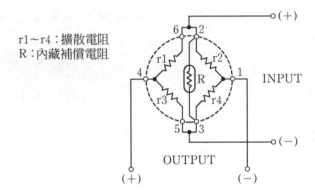

○ 壓力感測器 P-2000 的外形尺寸

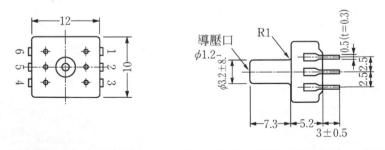

圖 6-10　使用型號 P-2000 壓力感測器電路的應用實例

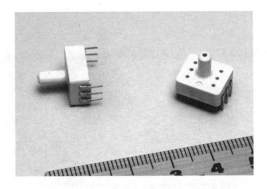

照片 6-3　壓力感測器的一實例

市面上所開發出來的壓力感測器有很多種，本照片為小型半導體擴散
型壓力感測器 P-2000 系列(日本電產 Copal 電子)。

6.9.3　使用型號 **SP20C** 系列之半導體型壓力感測器的電路實例

圖 6-11 所示為使用型號 SP20C 系列半導體型壓力感測器的電路實例，其中依據不同壓力範圍而有不同的種類。圖中是壓力最小只有 10KPa 的 G101 型，壓力感測器的電路結構為偏壓(bias)用電路與壓力信號的放大電路。

圖 6-11 的電路結構為偏壓(bias)電路與運算放大器為主，輸出信號以儀(量測用)放大器作放大。壓力感測器的驅動電流為 1.5mA，可以調整可變電阻 RC 作微調。

使用型號 SP20C 系列半導體型壓力感測器時，即使無負載也會產生補償電壓(offset voltage)，必須想辦法去除之而有以下幾種方法，在壓力感測器的第 1 與第 2 端子外附一 200Ω的電阻，然後再依此補償電壓作去除。

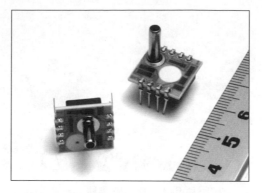

照片 6-4　半導體型壓力感測器的應用電路

一般半導體型壓力感測器的輸出很小，也容易受到溫度的影響，而感
測元件與放大用 IC 一體化。照片為附導壓口的混合型壓力感測器
SP20C。

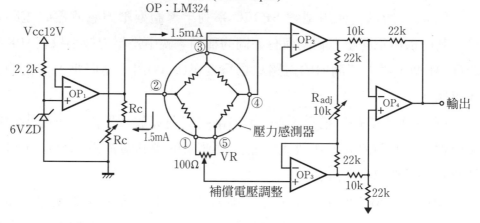

圖 6-11　使用半導體型壓力感測器 SP-20C 的電路實例

表 6-6　壓力感測器 SP 系列(Trunk Japan)

■規格

型　式		SP20C-G						
		101	201	501	102	202	502	103
固定壓力範圍	kgf/cm²	±0.1	±0.2	±0.5	±1.0	−1.0〜2.0	−1.0〜5.0	−1.0〜10
	kPa	±10	±20	±50	±100	−100〜200	−100〜500k	−100〜1M
壓力型式		錶壓						
使用溫度範圍	℃	−20〜100						
壓力媒體		非腐蝕性氣體						
驅動電流	mA	1.5	1.0					
最大負載壓力		固定壓力的 3 倍						1.5 倍
全尺度	mV	60〜140						
電橋阻抗	kΩ	5±1						
補償電壓	mV	0±25	0±20					
補償電壓溫度特性教[*1]	%FS/℃	±0.5		±0.1				
全尺度溫度特性[*1]	%FS/℃	±0.2		±0.05				
線性	%FS	±1.5		±0.3				

(註) *1 規定有關溫度範圍為 0〜60℃。若在特別規定範圍以外的則為 25℃±5℃的值。

■外型與端子排列(SP20 為 DIP 型式的塑膠封裝)　　　　　單位：mm

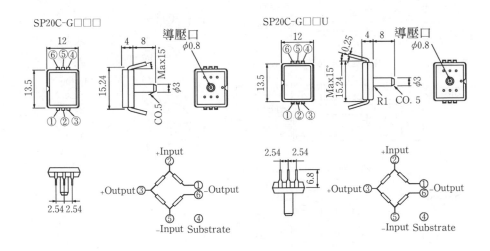

SP20C-G□□□　　　　　　SP20C-G□□U

表 6-7 壓力感測器 SM 系列(Trunk Japan)

■規格

型 式		SM10C SM20C SM30C-A(G)						
		101	201	501	102	202	502	103
固定壓力範圍	kgf/cm²	±0.1	±0.2	±0.5	±1.0	−1.0〜2.0	−1.0〜5.0	−1.0〜10
	kPa	±10	±20	±50	±100	−100〜200	−100〜500k	−100〜1M
壓力型式		絕對壓,錶壓						
使用溫度範圍	℃	−20〜100						
壓力媒體		非腐蝕性氣體						
驅動電流	mA	1.5		1.0				
最大負載壓力		固定壓力的 3 倍						
全尺度	mV	60〜140						
補償電壓	mV	0±25		0±20				
電橋阻抗	kΩ	5±1						
補償電壓溫度特性教*¹ %FS/℃		±0.5		±0.1				
全標度溫度特性*¹	%FS/℃	±0.2		±0.05				
線性	%FS	±1.5		±0.3				

(註) *1 規定有關溫度範圍爲 0〜60℃。若在特別規定範圍以外的則爲 25℃±5℃的值。

■外型與端子排列(相當於 TO-520 CAN 型式金屬罐封裝)　　　　單位:mm

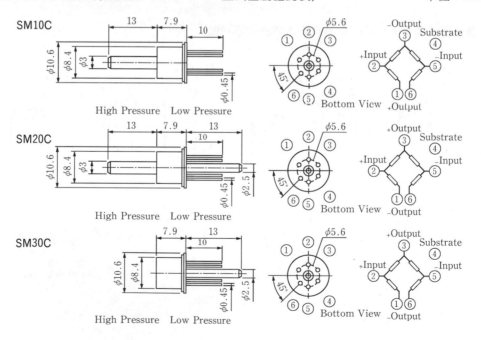

⑥.⑩　加速度感測器

　　加速度感測器是一種可以檢知速度對於時間變化的比例之運動量感測器。加速度感測器與壓力感測器在本質上是不相同的。加速度感測器使用壓阻材料(也有使用在壓力感測器的檢出)作為感測元件。加速度感測器的基本原理是以牛頓運動定律方程式 $F = m\alpha$ 為基礎。F為作用在物體的力，m 為物體質量，α 為加速度。從以上的關係可以依照一定質量的物體與其作用力而得到加速度。加速度感測器有壓阻型(piezo resistance)加速度感測器、壓電型加速度感測器、靜電容量型加速度感測器等不同種類。

　　壓阻型(piezo resistance)加速度感測器是在一固定質量容易變位的樑(beam)上外加壓阻元件(壓阻半導體)，將產生的位移變化轉變為電阻變化而輸出。由於壓阻型(piezo resistance)加速度感測器應用到半導體製造技術，因此可以適用在小型的量產上。

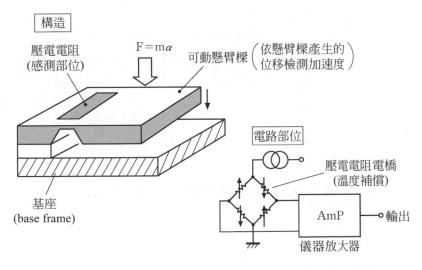

圖 6-12　壓阻型(piezo resistance)加速度感測器的原理構造

　　靜電容量型加速度感測器是設計一固定質量的可動電極後，再依照可動電極與固定側電極之間靜電容量的變化以檢出其加速度。靜電容量型加速度感測器依據對向的電極之間的間距(gap)，比壓阻型方式的感度更高，可以對應比較寬廣加速度的測量範圍。另外，它還有對於溫度依存性比較小等的優點。

構造

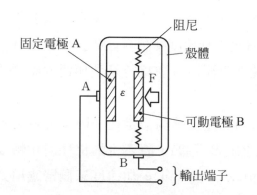

可動電極 B 受到箭頭方向的作用力產生移位，增大 A、B 之間靜電容量。
該靜電容變化的電路將加速度信號輸出。

電路部位

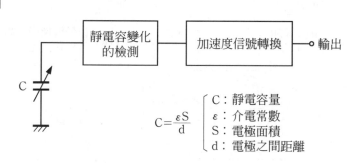

$$C = \frac{\varepsilon S}{d}$$

C：靜電容量
ε：介電常數
S：電極面積
d：電極之間距離

圖 6-13　靜電容量型加速度感測器的原理構造

◎加速度感測器的應用實例

外形尺寸圖

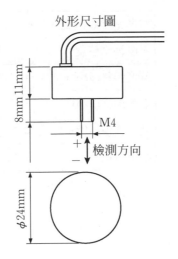

　　加速度感測器在一般的印象爲薄薄的，在高科技產品中是隨處可見到的。以下舉幾個具代表性(應用產品)的實例。

1. 汽車的防煞車鎖死系統(ABS)
2. 地震計
3. 電梯的停止控制
4. 各種乘載物的姿勢控制
5. 防止照相機手部振動的控制
6. 機械振動的檢知
7. 建築物的耐震控制
8. 碰撞(shock)(防汽車衝撞)
9. 硬碟的振動、衝擊而保護資料

◎靜電容量型加速度感測器的一實例
　電性一覽表

產品型號	B1	B2	B3
測定範圍	約$\pm30\text{m/s}^2(\pm3\text{G})$	$\pm100\text{m/s}^2(\pm10\text{G})$	$\pm500\text{m/s}^2(\pm50\text{G})$
分析能力	$<10^{-3}\text{G}$	$<5\times10^{-3}\text{G}$	$<2\times10^{-2}\text{G}$
頻率範圍	$0\sim160\text{Hz}$	$0\sim350\text{Hz}$	$0\sim550\text{Hz}$
非線性	$<0.5\%$		
橫軸感度	$<0.5\%$		
容許過負載	約 $100{,}000\text{m/s}^2(10{,}000\text{G})$		
電源電壓(安定化)	Ubn = 5VDC		
電源電壓範圍	Ubz = 3～6VDC		
消費電流	約 1mA		
保護等級	IP65		
使用溫度範圍	$-40℃\sim+85℃$(option 125℃)		
周圍溫度範圍	$-45℃\sim+90℃$(option 125℃)		
重量	約 23g		
外殼材質	鎳鍍金(option：絕緣 housing)		
連接線	標準 180mm 密封導線。option：直接外接 3 線式導線(任一條的導線都可作指定延長)		

標準電壓輸出規格 Ubn ＝ 5VDC			
電壓輸出感度	約 110mV/G	約 23mV/G	約 6.5mV/G
溫度漂移(drift)	＜＋0.06%/℃		
零點漂移(drift)	＜0.1mV/℃		
輸出補償(offset)	2.5±0.1V(基準電源電壓 5V 以外時　0.5Ub±4%)		
輸出阻抗	10kΩ		

＜出處＞ 取自 SEIKA 日本總代理店(株) intech north 日本目錄

索　　引

──────〈参考文献〉(順不同)──────

実吉純一，他監修『超音波技術便覧（新訂版）』日刊工業新聞社

力武常次，北村良夫共著『新物理』数研出版

東大先端研グループ編著『最先端技術のすべて事典』日本実業出版社

『拡散型半導体圧力センサカタログ』日本電産コパル電子

『圧力センサカタログ』㈱フジクラ

『圧電セラミックス（ピエゾタイト）応用センサ，超音波センサ Cat. No. P19-8』村田製作所

新村出編『広辞苑・第5版』岩波書店

『光半導体素子総合カタログ Cat. No. KOTH0001J07』浜松ホトニクス

『Si フォトダイオードカタログ Cat. No. KSPD0001J01』浜松ホトニクス

『東芝半導体製品総覧表2002年7月〜12月版』東芝

『ホール素子，ホール IC カタログ』旭化成電子

『サーミスタカタログ』村田製作所

『トランジスタ技術 2003年12月号』P138〜139 CQ出版社

『電気工学ハンドブック第6版』センサ編 電気学会

─────〈写真および資料提供会社〉(50音順)─────

旭化成電子㈱／アナログデバイセズ／伊藤超短波㈱／インターニックス㈱／㈱エーデーエス／エスアイエス㈱／㈱沖センサデバイス／㈱小野測器／㈱キーエンス／㈱サンエテック／㈱芝浦電子／新光電子㈱／㈱仙台ニコン／ソニー・プレシジョン・テクノロジー㈱／ドラックジャパン㈱／ナショナルセミコンダクタージャパン㈱／日本セラミック㈱／日本電産コパル電子㈱／㈱ネッシン／ノーブル産業㈱／浜松光電㈱／浜松ホトニクス㈱／フィガロ技研㈱／㈱フジクラ／㈱富士セラミックス／ヘレウス㈱／松下電子部品㈱／㈱緑測器／㈱村田製作所／㈱モリリカ／ローム㈱／SEIKA 日本総代理店（インテクノス・ジャパン）

──────著者紹介──────

谷腰欣司（たにこしきんじ）

1944年長野県に生まれる

科学評論家，技術コンサルタント，㈱開発技術研究所顧問，関東能開大学客員教授

主な著書　『小型モーターのしくみ』電波新聞社

『光センサーとその使い方・第2版』日刊工業新聞社

『超音波とその使い方』日刊工業新聞社

『小型モータとその使い方・第2版』日刊工業新聞社

『磁石とその使い方・第2版』日刊工業新聞社

『センサ回路集』日刊工業新聞社

『電子回路集』日刊工業新聞社

『サーボ回路の設計と実際』日刊工業新聞社

『DCモータ活用の実践ノウハウ』CQ出版社

『トラ枝スペシャルNo.73，ブラシレスモータのサーボ回路技術』CQ出版社

『図解電波のしくみ』日本実業出版社

『レーザのはなし』日本実業出版社

『図解ミネラルのはなし』日本実業出版社

『トコトンやさしい水の本』日刊工業新聞社

『絵とき電気とからだ』日刊工業新聞社

その他多数

◎技術指導（有料），技術講演のお問合せはFAXでお願いします。

　FAX　0285-24-3902（谷腰コンサルタント事務所）

國家圖書館出版品預行編目資料

感測器 / 谷腰欣司著： 趙中興譯. -- 初版.-
- 臺北市：全華，2006[民 95]
　　面；　公分
譯自：センサーのしくみ
ISBN 978-957-21-5285-0(平裝)

1. 感測器
410.121　　　　　　　　　　　　　95003943

感測器
センサーのしくみ

原出版社	株式会社 電波新聞社
原　著	谷腰欣司
編　譯	趙中興
發 行 人	陳本源
出 版 者	全華圖書股份有限公司
地　址	23671 台北縣土城市忠義路 21 號
電　話	(02)2262-5666　(總機)
傳　眞	(02)2262-8333
郵政帳號	0100836-1 號
印 刷 者	宏懋打字印刷股份有限公司
圖書編號	05865
初版二刷	2008 年 10 月
定　價	新台幣 300 元
I S B N	978-957-21-5285-0

有著作權・侵害必究

全華圖書
www.chwa.com.tw
book@chwa.com.tw

全華科技網 OpenTech
www.optentech.com.tw

✂ （請由此線剪下）

歡迎加入 全華會員

● 會員獨享
會員享購書折扣、紅利積點、生日禮金、不定期優惠活動…等。

● 如何加入會員
填妥讀者回函卡直接傳真 (02) 2262-0900 或寄回，將由專人協助登入會員資料，待收到 E-MAIL 通知後即可成為會員。

如何購買 全華書籍

1. 網路購書
全華網路書店「http://www.opentech.com.tw」，加入會員購書更便利，並享有紅利積點回饋等各式優惠。

2. 全華門市、全省書局
歡迎至全華門市（新北市土城區忠義路21號）或全省各大書局、連鎖書店選購。

3. 來電訂購
(1) 訂購專線：(02) 2262-5666 轉 321-324
(2) 傳真專線：(02) 6637-3696
(3) 郵局劃撥（帳號：0100836-1　戶名：全華圖書股份有限公司）
※ 購書未滿一千元者，酌收運費 70 元。

OpenTech 全華網路書店
全華網路書店 www.opentech.com.tw
E-mail: service@chwa.com.tw